经济学学术前沿书系

WOGUO FAN JIANKANG BUPINGDENG WENTI DE JINGJIXUE FENXI

我国反健康不平等问题的经济学分析

肖峰　著

经济日报出版社

图书在版编目（CIP）数据

我国反健康不平等问题的经济学分析 / 肖峰著. —
北京：经济日报出版社，2019.8
ISBN 978－7－5196－0595－7

Ⅰ. ①我… Ⅱ. ①肖… Ⅲ. ①医疗保健制度－体制改革－研究－中国 Ⅳ. ①R199.2

中国版本图书馆 CIP 数据核字（2019）第 194652 号

我国反健康不平等问题的经济学分析

作　　者	肖　峰
责任编辑	付秋霞
责任校对	李艳春
出版发行	经济日报出版社
社　　址	北京市西城区白纸坊东街 2 号 A 座综合楼 710
邮政编码	100054
电　　话	010－63567683（编辑部）
	010－63538621　63567692（发行部）
网　　址	www.edpbook.com.cn
E－mail	edpbook@sina.com
经　　销	全国新华书店
印　　刷	北京建宏印刷有限公司
开　　本	710×1000 毫米　1/16
印　　张	14.875
字　　数	235 千字
版　　次	2019 年 9 月第一版
印　　次	2019 年 9 月第一次印刷
书　　号	ISBN 978－7－5196－0595－7
定　　价	49.00 元

序 言

谢朝斌

健康是每一个社会成员个人幸福的直接的和基本的组成要素。一个人健康状况的好坏直接决定着他的幸福指数的高低和生活质量的优劣。在经济学家看来，健康除了具有本身所固有的不可替代的内在价值外，还对人类发展的其他各个维度有着不同程度的工具性价值。最近几十年来，主流经济学越来越关注健康对经济增长的影响。早先的经济增长理论只强调教育及其投入作为人力资本积累和改善对经济增长的促进作用，而不太关注健康作为人力资本重要组成部分对经济增长的相关联性。伴随着内生经济学的诞生特别是研究的不断深入，经济学家们通过建立内生经济增长迭代模型研究发现，某个时点上的健康水平通常是在此之后一个阶段里促进经济增长的重要因素，人力资本是经济增长的动力。有着“经济增长理论的耀眼之星”美誉的当今世界新古典宏观经济学的代表人物、美国著名经济学奖罗伯特·巴罗 (Robert J.Barro) 早在 20 世纪 90 年代就完成了一项有关健康对经济增长的影响的重要研究。巴罗的研究将健康资本的概念引入新古典增长模型，着重分析经济和健康两者之间的双向因果关系。研究结果显示，初始点的健康人力资本对其后一段时间的经济增长有显著的正向影响。在其他条件不变的情况下，如果初始期望寿命由 50 岁提高到 70 岁，经济增长率将由此每年提高 1.4 个百分点。社会总健康水平对随后的经济增长的影响是非常明显的。巴罗的研究还显示，这种影响即使在同时控制了初始 GDP 和教育水平变量的回归分析中也是存在的。因此，健康问题不单是公民的个人问题，也是重要的社会问题和经济问题。

公民健康愿望的实现需要良好的制度性保障。随着经济社会的进步和发展，健康被视为公民的一项基本权利。健康权不仅是公民依法享有的身体健康不受非法侵害的权利，而且还意味着政府必须创造条件使人人能够尽可能健康。这些条件包括确保获得卫生服务，健康和安全的工作条件，适足的住房和有营养的食物。健康权已载于诸多国际和区域人权条约以及世界主权国家的宪法。

健康权作为一个学术概念在经济学界备受关注已有数十年的光阴。素有“穷人经济学家”“经济学界的特蕾莎修女”和“经济学良心的肩负者”美誉的印度裔诺贝尔经济学奖获得者阿马蒂亚·森（Amartya Sen）在其提出的人类发展理论中，对“健康权”流行现象作出了经济哲学性的诠释。阿马蒂亚·森认为，就每一个个体而言，最为重要的就是一种非常基本的自由，即拥有“生活的可行能力”，健康就是人们拥有这种可行能力的最基本要素之一，由此而成为一种基本权利。只有拥有健康，人们才有能力完成其他“功能性活动”，从而实现人的有价值的生活。阿马蒂亚·森把健康视为人类基本自由的内在组成部分，凸显出健康权的重要性。

但是，现实世界的情景远非经济学家畅想的那般美好。在许多情况下，健康权并不能得到理想的制度性保障，即便有某种制度性安排，也并不能确保每一个社会成员的健康都能得到同等良好的保障。人的健康水平的高低，受到形形色色因素的影响和约束。世界卫生组织曾经把影响健康水平的因素分为七类，其中有三类即个体自然、生物和生理性差异、个人自由选择的有损健康的行为和自由选择的增进健康的行为所导致的健康不平等与社会制度性保障功能好坏没有关系，换言之，并非社会不公正所致，由生理和个人因素造成的健康损害，并不是公民健康权受到侵害的具体表现。除此而外，另四类与制度保障及其实现状况直接相关。一是身处不卫生、不安全、压力大的工作和生活环境；二是在自由选择受到制约的情况下被迫从事有损健康的职业和劳动行为；三是身患疾病者蒙受向下沉沦的自然选择或者社会流动过程；四是在有所需求的情形下基本医疗保健服务的可及性差甚至完全不能得到响应。一般而言，这四类因素导致的健康不平等是可以通过努力加以避免的。然而，现实中，这些因素在很大程度上妨碍着人们对健康的追求，自然有损于其健康权的实现。当一个社会的制度安排缺乏、缺失或者处于体制性低效运转时，无疑会加剧社会的健康不平等效应，并且使得健康权意义上的公平正义原则遭致损害。

健康不平等和健康不公平是一个普遍存在的问题，发达国家和发展中国家无一例外。西方国家学者认为，健康不平等来自于社会不平等，加之自

20 世纪 80 年代以来美国和英国引领的新自由主义化的政策而加剧。新自由主义经济政策的最大理据在于，通过减少政府干预、社会再分配造成的富人分配，可以带动经济更快发展，然后使得穷人在内的社会其他阶层受益。但这仅仅是理论上的推演，通过监管、规制“松绑”所加快的经济发展，让更多的发展成果为富人所独占，贫富差距不断拉大，社会中下层的份额无论是相对比例还是绝对数额都变得更少，因此社会健康不公平日益加剧，导致更大的健康不平等。据 2017 年 5 月发表在《美国医学会杂志・内科学》上的美国健康指标和评估研究所（IHME）的一项研究显示，与 20 世纪 80 年代相比，美国不少郡县的人口预期寿命并没有上升，有 13 个县的婴儿预期寿命甚至比他们父辈几十年前出生时的预期寿命还要短。研究报告指出，如今美国各县人口预期寿命的差距被进一步拉大，这凸显美国在健康和医疗上的不平等状况在日益加剧。研究人员是根据 1980 年至 2014 年间的统计数据，分析了美国 5 个年龄组人口的死亡风险因素，以及种族、卫生保健等社会经济因素，进而得出上述结论的。总体看，美国大部分地区的人口预期寿命有所增长，如科罗拉多州一些县人口预期寿命不仅全美最高，甚至高于全球人口预期寿命最高的国家安道尔。2014 年，安道尔的人口预期寿命为 84.8 岁。但也有不少地区的人口预期寿命不升反降。如肯塔基州奥斯利县人口预期寿命 1980 年为 72.4 岁，2014 年则为 70.2 岁。在西弗吉尼亚州、亚拉巴马州和密西西比河沿岸的几个州中，有一些郡县人口的预期寿命呈下降趋势。美国松岭印第安人保护区所在的南达科他州奥拉科塔县，2014 年人口预期寿命只有 66.8 岁，几乎与苏丹、印度和伊拉克相仿。IHME 主任克里斯托夫・穆雷认为，美国每年所花费的医疗费用比其他国家都高，却存在健康状况不平等现象，这是不能接受的。2014 年，美国人均医疗保健方面的花费为 9237 美元，而同期预期寿命居世界前列的澳大利亚和日本的人均医疗保健费用分别为 4032 美元和 3816 美元。研究人员指出，从国家层面看待人口预期寿命会掩盖地区一级存在的巨大差异。除运动不足、吸烟等个人化因素外，种族、受教育状况等社会经济因素同样影响人的寿命。在美国这样一个多元化国家里，后者的影响更加凸显，如此发达的美国其公民的健康不平等状况也在加剧。

中国在健康领域取得了前所未有、举世瞩目的巨大成就，包括健康的公平性改善方面。但是，健康不平等问题仍然非常突出。城市低收入群体与高收入人群在健康水平及其保障能力上不仅差距悬殊，而且有扩大趋势；农村居民的健康水平大大低于城镇水平，东、中、西部地区居民的健康状况依次递减，东部良好，中部居中，西部相差较大，不仅患病率高，且患病严重程度也高于其他地区。健康不平等的群体差异和矛盾、城乡差异和矛盾、区域差异和矛盾相互交织，已经成为影响社会安定的不容忽视的问题。由于国民收入分配体制机制问题严重，居民收入差距在持续扩大。收入的不平等与医疗供给的不平等产生医疗卫生服务可及性的不平等，进一步转化为居民健康的不平等；健康的不平等又反过来恶化收入分配的不平等。从而，陷入“因病致贫”“因病返贫”的怪圈。有鉴于此，积极探索解决中国社会健康不平等、健康不公平的问题刻不容缓。

现在我要欣喜地报告给读者诸君的是，肖峰博士积数年之功，在反健康不平等研究方面进行了艰苦探索，总结出了可喜的学术成果。摆在读者面前的这部著作正是肖峰学术担当之举的结晶。这本书是由其博士学位论文修改润色而来的。作者在比较充分地吸收前辈学者智慧结晶的基础上力图搭建一个富有逻辑性的分析框架结构，深度剖析和揭示中国现实社会健康不平等问题产生的国民个性化原因和社会体制机制成因，并试图通过建立新的评价指数体系对健康不平等状况进行现实测量。在重点研究反健康不平等的政府责任，并对政府应承担的反健康不平等的原则性责任和具体性责任进行区分和深入剖析基础上，提出了具有针对性和现实指导性的八大政策建议。这对解决当前备受社会各界诟病的健康不平等、健康不公平的问题无疑具有学术指导意义和政策参考价值。作为肖峰博士学位论文的指导教师和本论文的第一个读者，我愿意把这本书推荐给大家，并期待各位同仁特别是有志为中国反健康不平等事业做出贡献的有识之士提出宝贵的意见和建议，共同推动这项关乎国民健康、社会公平正义和民族复兴的事业不断向前健康迈进。

是为序。

摘 要

健康是人类安身立命的基础，是人类及其个体不断追求的具体目标之一，同时也是对一个国家和地区经济发展水平和社会进步程度的一个重要衡量标准。随着经济发展和社会进步的步伐越来越快，健康不平等问题逐渐受到国际社会的普遍关注。我国改革开放取得了全球瞩目的成绩，经济的快速发展也很大程度提高了人们的生活水平，全国人民健康水平也有了很大改善，但取得成绩的同时也逐步出现了健康水平的城乡差异、区域差异、群体差异等问题，健康不平等问题越来越凸显。长期以来我国普遍存在的“看病难”问题一直困扰广大人民群众，全国卫生资源总体不足，资源配置不均，城乡差异过大，医疗机构覆盖面不广等卫生服务和环境因素都影响着人们的健康水平，卫生服务和环境的差异造成了严重健康不平等问题，公民的基本健康需求得不到有效满足，公民的健康权利得不到有效保护，长此以往，人们就会对整个社会制度安排产生不信任，对现有的社会公平正义产生怀疑，进而会影响国家社会安定和经济发展。健康不平等问题已经逐步扩大，其不良后果也越来越显现，城乡差异、区域差异、群体差异都日趋扩大和严重，伴随健康不平等现象不断加剧的态势，由此而引起的经济问题和社会问题相互影响、彼此放大，也主要体现在健康不平等加剧了社会不公平，不利于社会稳定，有悖于社会发展目标。以上种种不平等问题和现象凸显出对健康不平等问题分析研究的重要性，本研究进行健康不平等的研究，促进本身问题的提出、解决发展的同时，也必然促进因此而产生的社会公平正义问题和经济发展问题等的深化研究。本研究从公平正义角度分析健康不平等问题，突出健康不平等是对国民基本健康权利的剥夺，促进健康权保护中的政府责任履行，同时立足健康不平等现状，构建理论框架，分析人与人之间健康不平等问题。通过对反健康不平等的研究，分析研究借鉴国际经验，有利于破解和改善我国健康不平等问题和现状。通过定量的数据和现状分析存在的问题，有利于推进医疗体制改革，优化卫生资源配置。同时也从法律视角研究健康不平等问题，明确政府责任、履行国家义务，消除健康不平等现象。最后通过提出合理化政策建议，有利于推进全面建设小康社会目标，改善人民健康水平。只有实现全民健康，才能实现全面小康。

在中国国内无论学术界还是社会大众，长期以来大家主要关注的是看病贵、看病难等社会问题，作为基本人权的社会成员健康权平等问题没有受到应有的关注与重视，学术研究严重不够。本论文将此问题作为专门学术课题、特别是博士论文选题进行研究，弥补了现有研究的不足。本文的逻辑起点是基于现实考察和学术分析，判定我国城乡居民健康权益处于非平等状态，并对此进行系统分析论证。首先，综合国际国内对健康不平等问题的研究现状，从经济学、社会学、法学视角解释健康不平等产生的原因，突出从社会学角度研究健康不平等引起的公平正义问题，从经济学角度研究卫生资源配置公平问题，从法学角度研究健康权中政府责任实现问题。将健康不平等问题放在现代经济学、社会学和法学等综合学科的理论分析框架内，通过逻辑分析和规范研究，探寻健康不平等问题的影响因素和发展特征。其次，量化健康和健康不平等的测量，采用现行科学的测量方法分析健康不平等现状，创新构建健康不平等评价指数，综合评价区域健康不平等程度。同时结合我国实际国情，从医疗卫生资源配置、医疗卫生筹资体系、医疗卫生保障制度等角度开展健康不平等实证研究，通过理论分析、案例分析和数据分析等方法剖析我国健康不平等问题，同时立足现有研究成果，创新性地提出健康不平等评价指数的概念，构建健康不平等评价指数的指标系统，用于综合评价一个国家或地区健康不平等程度，弥补现有健康不平等评价体系的空白。再次，就是分析研究比较典型的发达国家和发展中国家反健康不平等实践，学习借鉴国际先进经验和实践教训，用国际视野评价和完善我国医疗卫生体制改革中的问题和需要改进的地方。最后提出政策建议与研究结论及展望。

关键词：健康；健康不平等；资源配置；筹资体系；保障制度

ABSTRACT

Health is the foundation of human survival and development. It is one of the specific goals that human and its individuals keep on pursuing. It is also an important indicator to measure the economic development and social progress of a county or an area. With the pacing up of the economic development and social progress, the problem of unequal health has gradually attracted widespread attention of the international community. China's reform and opening-up has made remarkable achievements in the world. The rapid development of economy has greatly improved the living standards of the people, the National People's health has been greatly improved, but also the achievements of the gradual emergence of the problems between urban and rural areas, the health level of the regional differences, group differences, health inequalities more and more prominent, mainly reflected in: the difficult and expensive phenomenon still exists in different classes of medical treatment, there is a big difference between the urban and rural areas, the allocation of medical resources exist obvious differences, regional health inequality. The above inequality analysis highlights the problems and phenomena on health inequality problems of the importance of the research of health inequalities, promote itself the problem, solve development at the same time, also will promote research on deepening the resulting social justice and economic development issues, this study analysis health inequalities from the justice perspective, highlighting the health inequality is deprived of basic health rights of citizens, government responsibilities in promoting health right protection, at the same time, based on the health inequality in the status quo, construct the theoretical framework, analysis of human health inequalities. Health inequality has gradually expanded, its adverse consequences are increasingly apparent, urban-rural differences, regional differences, differences between groups are increasingly expanding and growing trend with serious health inequalities, so the economic and social problems caused by the mutual influence and mutual amplification, mainly reflected in the social health inequality. Not fair, is not conducive to social stability, contrary to the goal of social development. Through the study of anti – health inequality and the analysis of international experience, this paper is helpful to solve and improve the problems and status of health inequality in China. Through quantitative data and analysis of the existing problems, it is beneficial to promote the reform of the medical system and optimize the allocation of health resources. At the same time, we also study the problem of health inequality from the legal perspective, clear the responsibility of the government, fulfill the state obligations, and eliminate the inequality of health. Finally, putting forward rationalization policy recommendations is conducive to promoting the goal of building a well–off society in an all–round way, improving people's health level and promoting the goal of building a well–off society in an all–round way. Only by achieving national health can we achieve a well–off society in an all–round way.

In China, both academia and the public, people have long paid attention to the social problems such as expensive medical care and difficult medical care. The issue of equality of health rights, as a member of the basic human rights, has not received due attention and attention, and academic research is not enough. This paper studies this problem as a special academic topic, especially the topic of the doctoral thesis, and makes up for the deficiency of the existing research. The logical starting point of this paper is based on the actual investigation and academic analysis to determine the unequal status of the health rights and interests of the urban and rural residents in China, and the systematic analysis and demonstration are made. Firstly, from the perspective of economics, sociology and law, the causes of health inequality are explained from the perspective of economics, sociology and law, and the problem of equity and justice caused by health inequality is studied from the perspective of sociology. The problem of equity allocation in health resources is studied from the economic perspective, and health is studied from the perspective of law. The problem of realizing the responsibility of the government in the right to be realized. The issue of health inequality is placed in the theoretical framework of modern economics, sociology and jurisprudence. Through logical analysis and normative research, the influencing factors and development characteristics of health inequality are explored. Secondly, the measurement of health and health inequality is quantified, and the current scientific measurement method is used to analyze the status of health inequality, to create a health inequality evaluation index, to evaluate the level of regional health inequality, and to integrate the medical and health resources allocation, medical and health financing system and medical hygiene according to the actual conditions of our country. On the basis of theoretical analysis, case analysis and data analysis, this paper analyzes the problem of health inequality in China by means of theoretical analysis, case analysis and data analysis. At the same time, based on the existing research results, the concept of health inequality evaluation index is put forward innovatively and the index system of health inequality evaluation index is constructed. Comprehensive evaluation of the degree of health inequality in a country or region, to make up for the gaps in the existing health inequality evaluation system. Thirdly, it is to analyze and study the anti health unequal practice of the typical developed countries and developing countries, learn from the advanced international experience and practice lessons, evaluate and improve the problems in the health system reform of our country and improve the need to improve in the international field of vision. Finally, the policy suggestions and research conclusions and prospects are put forward.

Key words: health; health inequality; resource allocation; fund-raising system; security system

目 录
CONTENTS

第一章　导论

第一节　研究背景及选题意义

一、研究背景

健康是人类安身立命的基础，是人类及其个体不断追求的具体目标之一，同时也是对一个国家和地区经济发展水平和社会进步程度的一个重要衡量标准。世界卫生组织（WHO）章程的序言中对健康进行了界定：健康不仅指的是身体上没有疾病、身体不适应或者身体机能衰减等表象，而更应该是身体、精神和社会适应集中良好状态的综合表现。拥有良好的健康状态是人类生存和发展的基本人权，这种权利的享有不分国家、不分民族、不分信仰、不分群体。

联合国在1978年的阿拉木图宣言中就向全世界倡导，世界各国要以实现国民在卫生保健上的“人人享有”为发展目标，呼吁各国政府为达到“2000年人人享有健康”目标共同努力，健康已经成为人类发展追求的重要目标之一，同时健康也直接关系着社会经济发展的方方面面。

随着经济发展和社会进步的步伐越来越快，健康不平等问题逐渐受到国际社会的普遍关注。健康不平等是个世界性问题，不论是发达国家，还是发展中国家，不论是欧洲国家，还是亚洲国家，与其他领域的不平等不一样，健康不平等是普遍存在的，这种不平等不仅存在于国家之间，也存在于人与人的个体之间。世界卫生组织在1979年第32届世界卫生大会中提出要减少或消除各国健康不平等问题，也通过了人类应该公平享有健康的全球性战略决议，世界卫生组织在《2000年世界卫生报告》中提出三大目标，其中之一就是大众化健康。各国在世界卫生组织的指导框架下纷纷颁布新的健康发展目标，调整卫生公共政策，深化医疗体制改革。后续如何消除健康不平等成为各国社会经济发展中关注的一个焦点问题。但受传统思想的影响，一些发展中国家和学者并没有意识到健康问题在社会发展和经济发展中起的重要作用，许多研究还处于起步阶段；相比之下国际发达国家研究起步较早，成果较为丰富，并且研究理论水平和实际运用价值都很高。当前国际上关于健康不平等的研究大多以工业化国家为研究对象，比如美国、英国、加拿大、欧盟国家等，或者选择社会经济制度比较相似的国家进行比较分析，如经济合作与发展组织（OECD）、北欧四国等，在这些发达的工业化国家均有不同程度上的健康不平等问题。相比之下，发展中国家大都存在地区经济发展不平衡、医疗保障制度不健全的普遍问题，因此导致的健康不平等问题更加严重。

我国健康不平等问题研究尚处于初级阶段，许多因健康不平等引起的社会问题和经济问题伴随着中国经济发展慢慢出现，并且有愈演愈烈的趋势，同时我国地广人多，健康不平等问题在我国的表现不是一个阶段性问题，也不是一个区域性问题，我国特有的二元经济特征也决定了健康不平等研究中问题的多样性和复杂性。世界卫生组织经研究提出影响个人健康和寿命的四大因素：基因学因素、行为和生活方式因素、环境因素、卫生服务因素。前两项是由先天遗传和后天个人行为而产生的健康不平等，与社会公平正义关系不大，但后两项环境因素和卫生服务因素造成的健康不平等显然是因为现有的社会制度安排不完善。长期以来我国普遍存在的看病难问题一直困扰广大人民群众，全国卫生资源总体不足，资源配置不均，城乡差异过大，医疗机构覆盖面不广等卫生服务和环境因素都影响着人们的健康水平，卫生服务和环境的差异造成了严重健康不平等问题，公民的基本健康需求得不到有效满足，公民的健康权利得不到有效保护，长此以往，大家就会对整个社会制度安排产生不信任，对现有的社会公平正义产生怀疑，进而会影响国家社会安定和经济发展。习近平总书记在2016年全国卫生与健康大会上首次提出："没有全民健康，就没有全面小康。"总书记将全民健康视为我国在建设全面小康社会发展成败的一个重要前提。一个人的健康，关系一个家庭的命运；我国13亿人的健康，就关系着一个国家和民族的前途。健康既是经济发展的必要条件，也是社会进步的重要目标。我国现在处于快速发展阶段，发展中必然出现着这样那样的问题，伴随我国城镇化、产业化、老龄化等趋势，人们生活方式、生活环境、疾病种类等也都发生了巨大变化，发达国家遇到的健康问题我们需要面对，发展中国家面临的健康问题我们也需要面对，健康不仅仅是身体上没有疾病，而更是身体和心理良好平衡的和谐状态。健康已经成为社会进步和经济发展的重要基础，只有不断完善推进健康中国建设步伐，才能实现我国经济社会又好又快的发展目标。“民为邦本，本固邦宁。”健康作为重要的人力资本越来越受到人们的重视，只有拥有健康，才能拥有可持续发展的动能。加快完善推进我国健康中国的建设步伐，既是全国人民的共同愿景，也是现代发展的时代要求①。由社会制度引起的健康不平等会阻碍我国建设全面小康社会发展步伐，对社会发展有深远的负面影响，因此提高全国人民健康水平，创造良好健康环境，消除健康不平等现象，对我国建设全面小康社会起着至关重要的作用。

我国政府从1980年开始就围绕WHO提出的“2000年达到人人享有健康目标”进行国家层面的战略部署。中共十七大将“人人享受基本健康卫生医疗服务”作为全面建设小康社会和构建社会主义和谐社会的重要奋斗目标，明确提出了健康是全面发展的基础。国务院在2009年颁布了《中共中央国务院关于深化医药卫生体制改革的意见》，规划了我国医改的方向、框架，政府将向全国人民提供基础健康卫生医疗服务，使人人享有健康。中国改革开放取得了全球瞩目的成绩，经济的快速发展也很大程度提高了人们的生活水平，全国人民健康水平也有了很大改善，但取得成绩的同时也逐步出现了健康水平的城乡差异、区域差异、群体差异等问题，健康不平等问题越来越凸显，主要体现在如下几个方面：

（一）看病难、看病贵现象仍然存在

随着社会的发展和人们健康意识的逐步提高，看病难、看病贵也已成了社会生活与发展的热点和难点，也是民生问题的三座大山之一。看病难一方面是体现在城市大型综合医院人多而看病难，如排队难、沟通难、转诊难、找专家难等，另一方面是体现在农村地区医疗机构少而看病难，老百姓生病寻医难。看病贵主要是现有医疗体制所致，主要体现在部分医生多开乱开药、药品提成回扣、医疗服务信息不对称不透明、医生暗箱操作、医疗结果难以服人等问题，这些都导致药品价格和医疗服务费用居高不下，进而又连锁带动其他相关产业的生产和消费成本加大。家庭中一人生病能拖垮全家，企业中几个工人生病能拖垮一个工厂的现象时有发生②。

---

① 王君平．让全民健康托起全面小康［N］．人民日报，2016-08-23.

② 郑会霞．完善破解民生难题的政策统筹协调机制［J］．学习论坛，2012（02）.

（二）不同群体看病就医存在较大差异

因此引起的冲突事件也屡见不鲜。在国内高收入人群基本占据了最好的医疗资源，城市居民享有基本医疗保障体系，看病就医需求基本能得到满足，而农民因缺乏医保保障和自身收入低影响，看病就医成为问题，因病致贫和因病返贫在农民群体中恶性循环。

（三）城乡医疗资源配置存在严重不平等

我国目前城市医疗资源占我国全部医疗资源 70% 以上，而农村医疗资源占比不足 30%，城乡医疗资源配置存在严重不平等。城市的医生等卫生人力资源相对过剩，而农村卫生服务人员总量不足，医疗水平低下，在贫困地区绝大多数卫生院十分缺乏预防、保健等医务人员。同时城市的医疗机构床位数是农村的好几倍，农村只拥有少量的医疗机构，且设备落后，就医条件差，农村地区的基本医疗服务需求得不到有效满足。

（四）区域健康水平存在明显差异

我国经济区域大体划分为东部地区、中部地区、西部地区，按照这个区域划分，东、中、西部区域的健康水平也存在明显差异，经济发达的东、中部地区人均期望寿命、婴儿死亡率等健康指标明显优于西部区域，健康卫生医疗资源也明显多于西部区域，并且这种不平等差距越拉越大。

二、选题意义

以上种种不平等问题和现象凸显出对健康不平等问题的分析研究的重要性。本文立足于这种国际和国内健康现状开展反健康不平等研究，通过将健康不平等问题放在现代经济学、社会学和法学的理论分析框架内，综合运用规范分析法、实证分析法、文献研究法、比较分析法等多种分析方法，探寻健康不平等问题的理论依据和发展特征，同时借鉴归纳国内外对健康不平等的研究方法和测量指标，构建定性和定量研究框架和数据支撑，最终为解决我国健康不平等问题寻找方向和路径，具有良好的理论意义和实践意义。

（一）理论意义

进行健康不平等的研究，促进本身问题的提出、解决发展的同时，也必然促进因此而产生的社会公平正义问题和经济发展问题等相关问题的深化研究。

一是本研究将从公平正义角度分析健康不平等问题，突出健康不平等是对国民基本健康权利的剥夺，促进健康权保护中的政府责任。公平正义是社会追求发展的一个重要目标，罗尔斯的正义论认为，作为公平的正义是一种政治自由主义，虽然政治权利永远是国家及其强力机构所使用的强制性权利，但是在一个立宪制政体中，政治权利同时也是作为一个集体的自由和平等的公民的权利，这样政治权利就是公民的权利，是他们作为自由和平等的公民强加给他们自己和相互加以使用的权利，公平正义保证所有人对于最基本人权的充分享有。在此基础上为了避免限于绝对平均理想主义，认为享有权利的同时，也强调要求享有公平的享有权利机会，同时经济的不平等也需要通过差别原则进行调整完善。按照罗尔斯的正义论理论，健康作为一种重要的权利应该在人们社会生活中得到体现，健康在人类社会经济发展中既是目标，又是手段，在推动经济发展和社会进步的同时，也成为社会发展和全面进步的重要目标。由于贫困差异、区域差异、社会地位等因素造成的不能有效享有健康医疗服务和卫生保健资源，使得不平等现象逐步扩大，这实质上反映了对国民健康权利的剥夺，构成了不公平。

二是本研究立足健康不平等现状，从经济学、社会学、法学视角分析健康不平等问题，构建理论分析框架和综合评价体系。现有研究中，反健康不平等问题过去从社会保障角度研究的较多，但缺少对区域、城乡、群体之间健康不平等的研究，本文扩宽分析健康不平等问题的研究视角，采用定量和定性的规范分析方法和科学数据，综合运用社会学、经济学、法学等多个角度分析健康不平等问题，选题角度较新，分析视角更广，意在构建健康不平等问题的理论分析范式，并运用该范式实证研究我国在健康卫生医疗领域的资源配置、筹资体系和卫生制度等方面的不平等问题，这种分析范式是研究健康不平等问题的一种创新性尝试，更有助于对健康不平等问题的深入剖析，并从理论和实践上为解决我国健康不平等问题提供路径支撑，也能弥补这方面研究的不足，为研究健康不平等问题提供理论依据和方法参考。

（二）实践意义

健康不平等问题已经逐步扩大，其不良后果也越来越显现，城乡差异、区域差异、群体差异都日趋扩大和严重。伴随健康不平等现象的不断加剧态势，因此而引起的经济问题和社会问题相互影响、彼此放大，主要体现在健康不平等加剧了社会不公平，不利于社会稳定，有悖于社会发展目标。本文通过反健康不平等的研究，意在实现以下几点实践意义。

一是通过分析研究借鉴国际经验，有利于破解和改善我国健康不平等问题的现状。国外在 20 世纪 70 年代已经开始研究健康不平等问题，深入分析收入、社会地位、医疗资源配置等因素对健康不平等的影响，这对我国研究健康不平等问题有很好的借鉴作用，立足于国际先进经验和理论，结合我国国情开展健康不平等问题研究，将大大提高研究效率，有利于破解和改善我国健康不平等问题的现状。

二是通过定量的数据和现状分析存在的问题，有利于推进医疗体制改革，优化卫生资源配置。本文立足健康不平等问题，通过构建科学的测量健康不平等的指标体系，分析健康不平等中的基因因素、经济因素和社会因素的测量，同时结合我国反健康不平等的实践中对卫生筹资体系不平等问题、卫生资源配置不平等问题、健康卫生医疗服务不平等问题、医疗保障制度不平等问题的现状分析，寻找问题的根源，有针对性地提出政策建议，有利于推进医疗体制改革，优化卫生资源配置。

三是从法律视角研究健康不平等问题，明确政府责任、履行国家义务，消除健康不平等现象。健康不平等实际体现的是公民健康权没有得到有效保护和实现，健康权作为一项重要的人权，需要国家层面承担应尽的政府主体责任和义务。我国 1997 年签署的《经济、社会和文化权的国际公约》第 12 条就规定，缔约各国要承认公约中制定的人人享有并且能够达到的健康标准，包括身体健康和心理健康，同时缔约国要积极采用完善有效的保护计划和实施步骤，保证实现这个健康权利和健康标准。正如公约中指出的，健康权不仅仅是保持健康的权利，而是享有各种对于实现最高可能达到的健康标准所必须的设施、物品、服务和条件的权利，因此政府在实现健康权中应该成为承担保障者角色，履行国家义务，消除健康不平等现象。

四是提出合理化政策建议，有利于推进全面建设小康社会目标，改善人民健康水平。本文通过分析我国在健康领域中的种种不平等问题，找寻我国健康不平等背后的原因和实质影响，同时分析借鉴发达国家、发展中国家的反健康不平等实践的经验教训，结合我国国情提出反健康不平等问题的政策建议，旨在缩小我国健康不平等差距，全面推进建设小康社会目标。只有实现全民健康，才能实现全面小康。

第二节　研究方法及技术路线

一、研究方法

（一）规范分析法

研究健康不平等问题，从经济学角度实际是研究卫生资源配置问题，从社会学角度是研究公平正义问题，从法学角度是研究健康权中政府责任实现问题。本文将健康不平等问题放在现代经济学、社会学和法学的理论框架内，通过严谨的逻辑分析和完善的规范研究，探寻健康不平等问题的理论依据和发展特征。

（二）实证分析法

世界范围内存在许多不平等的方面，本文从健康的角度切入，研究健康不平等问题，通过列举国内外健康领域中实际存在的不平等现象和实例，运用科学分析方法剖析其形成的原因，寻找解决的方向和路径。

（三）文献研究法

本文通过各种渠道收集查阅国内外现有的关于健康方面的研究成果和各类文献资料，并从正义论和健康经济学角度研究反健康不平等对我国推进建设全民小康社会的重要作用，同时借鉴归纳国内外对健康不平等的研究方法和测量指标，构建本文定性和定量研究框架和数据支撑。

（四）比较分析法

按照正义论的分析范式，健康不平等这个概念就是通过各种比较才得出来的，正是各种情况的比较才显现出不平等的地方。本文在分析健康不平等方面采用了许多可比范围的对象进行比较分析研究，旨在通过比较分析，寻找健康不平等的原因，也为后续反健康不平等提供实际依据。

二、技术路线

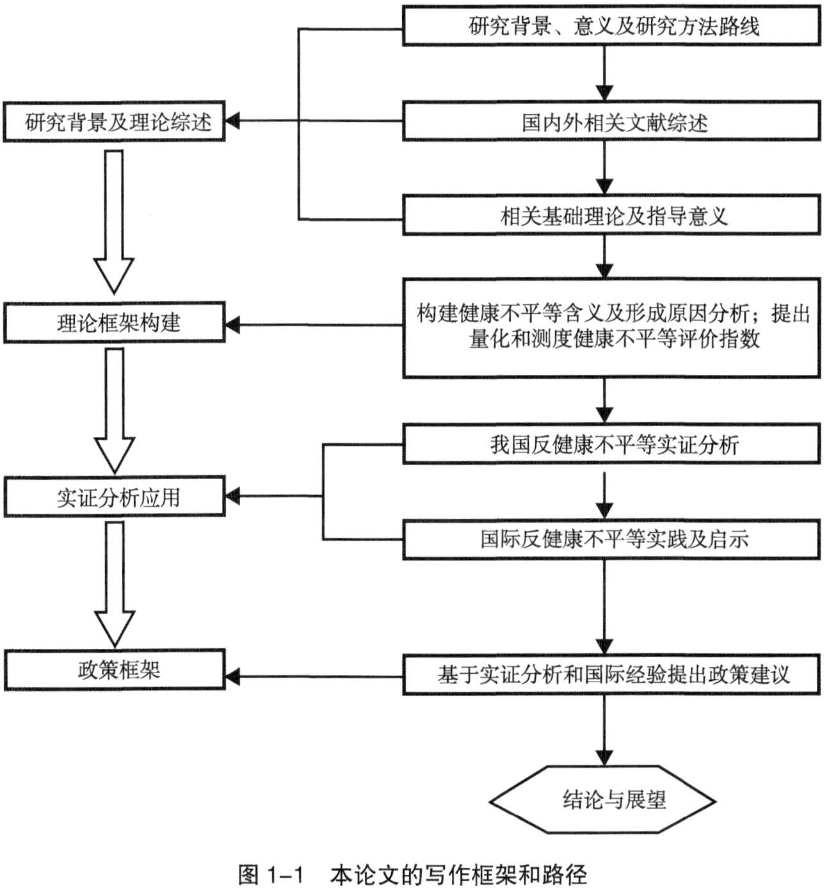

图 1–1　本论文的写作框架和路径

第三节 研究创新点及不足

一、创新点

中国健康不平等问题研究尚处于初级阶段，许多因健康不平等引起的社会问题和经济问题伴随着中国经济发展慢慢出现，并且有愈演愈烈的趋势，同时中国地广人多，健康不平等问题在中国的表现不是一个阶段性问题，也不是一个区域性问题，中国特有的二元经济特征也决定了健康不平等研究中问题的多样性和复杂性。本文意在通过将健康不平等问题放在现代经济学、社会学和法学的理论框架内，综合运用规范分析法、实证分析法、文献研究法、比较分析法等多种分析方法，探寻健康不平等问题的理论依据和发展特征，同时借鉴归纳国内外对健康不平等研究方法和测量指标，构建定性和定量研究框架和数据支撑，最终为解决我国健康不平等问题寻找方向和路径。本文可能的创新点有如下几个方面：首先，在中国国内无论学术界还是社会大众，长期以来人们主要关注的是看病贵、看病难等社会问题，作为基本人权的社会成员健康权平等问题没有受到应有关注与重视，学术研究严重不够。本论文将此问题作为专门学术课题、特别是博士论文选题进行研究，弥补了现有研究的不足；其次是本文从不平等视角深入剖析健康问题，将普遍关注的健康问题上升到学术高度进行专题分析研究，研究切入点新颖，更有利于找寻健康不平等问题形成的本质原因，也通过这种反健康不平等的范式研究，为研究健康不平等问题提供理论依据和方法参考。再次是现有健康不平等问题研究大多从社会保障角度开展，本文扩宽分析健康不平等问题的研究视角，综合运用社会学、经济学、法学等多个角度分析健康不平等问题，选题角度较新，分析视角更广，意在构建健康不平等问题的理论分析范式，并运用该范式实证研究我国在健康卫生医疗领域的资源配置、筹资体系和卫生制度等方面的不平等问题，这种分析范式是研究健康不平等问题的一种创新性尝试，更有助于对健康不平等问题的深入剖析，并从理论和实践上为解决我国健康不平等问题提供路径支撑。最后是通过对健康不平等问题的分析研究，国内外现有对健康和健康不平等量化测量基本是从单一方面测量反映其不平等问题，如健康状态不平等、健康资源城乡不平等，这些都不能很好地综合评价一个国家或地区健康不平等程度。本文立足现有研究成果，创新性地提出健康不平等评价指数的概念，构建健康不平等评价指数的指标系统，用于综合评价一个国家或地区健康不平等程度，弥补现有对健康不平等评价体系的空白。

二、存在不足

健康不平等问题涉及面广，涵盖知识庞杂，本文力求从社会学、经济学、法学等多个角度分析健康不平等问题，涉及多门学科，知识体系庞杂，内容丰富且相互交叉，这对于后续研究的方向把握和理论深入都会提出很高要求，也产生较大难度。本文目前只从宏观层面对健康不平等问题中筹资体系、资源配置、卫生医疗制度等方面的不平等问题开展研究，对健康不平等问题的深入探讨特别是微观层面仍有不足，比如健康不平等对我国特定人群（儿童、老人、妇女、残疾、贫困）的影响等问题未能开展专题分析研究。同时在分析健康不平等问题时，部分资料和详尽数据可能比较难获得，缺乏完整计量分析基础，特别是通过数据计量分析得出研究结论，并结合实际情况提出针对性政策建议，比如健康不平等对我国经济影响的分析和测量等问题，后续还需要尽量通过多渠道、多方式收集相关数据资料，扩大数据采集范围，充分利于国内外知名数据库收集，力求数据及时和有效。

第二章　文献综述和相关基础理论

第一节　国内外健康不平等研究及评述

本文从国外研究现状和国内研究现状两个角度全面梳理国内外关于健康不平等问题的相关研究成果，分别从健康不平等概念及形成原因、健康不平等测量、健康不平等影响因素、卫生筹资体系资源配置保障制度、健康不平等中政府责任等五个方面开展文献综述。

一、健康不平等概念及形成原因的相关研究

（一）国外研究现状

国际上对健康不平等问题研究开始于20世纪70年代，联合国在1978年的阿拉木图宣言中就向全世界倡导，世界各国要以“实现国民在卫生保健上的人人享有”为发展目标，呼吁各国政府为达到“2000年人人享有健康”目标共同努力，健康已经成为人类发展追求的重要目标之一，同时健康也直接关系着社会经济发展的方方面面。世界卫生组织在1985—1986年许多国际政策说明和研究文献中都呼吁缩小国家之间及国家内部的健康水平的差异。目前世界各国都十分重视健康不平等问题，将其定位千年发展目标，健康不平等问题日趋严重，非常值得各国政府关注。Mooney（1986）论述了健康和健康平等的重要性，认为健康作为一种重要的基础人权，在人类享有的全部基本权利中应该得到优先保障，尤其对于穷人这样的弱势群体更加重要。Mbure（1983）认为健康不平等损害社会公平正义，平等获得健康权和避免健康不平等是社会公正的必然要求，要让公民平等享受健康医疗资源和医疗服务，避免因为贫困产生的“贫困—不健康—贫困”恶性循环的怪圈①。Grossman（1972）、Preston（1975）等就提出了收入有利于改善健康状况，利用经济合作与发展组织国家的数据进行对比研究，发现收入不平等与健康

① Mbure，F.M.（1983），“health system as defence against the consequence of poverty：equity in health as social justice ”，social science and medicine，Vol.17，No 16，pp.1149—1157.

存在紧密的联系。还有 Karisto（1993）、Roos（2002）将职业、工资、年龄、性别、教育等因素作为变量因素，利用数据对比研究国家之间和国家内部居民之间的健康不平等比较状况。Marmot（1992）对英国公务员的患病率和 10 年死亡率指标进行数据论证，得出随着职务的不断提高，其健康状况也会得到不断改善，整体死亡率也会持续下降。研究表明健康与社会经济地位存在紧密的联系。对于健康不平等的概念，由于研究观察角度不同，在国际上也有许多不同的定义解释，如印度经济学家阿玛蒂亚·森就从规范和平等的角度认为，人的基本行为能力不完整而导致实质性自由的丧失是导致健康的不平等本质原因，健康的不平等就是由于社会各种经济、文化等综合因素造成的。对比与森的定义解释角度，国际上更多学者是从实证研究的角度，具体量化健康不平等并找寻其中的原因，如美国研究者 Braveman 定义健康不平等首先就是提出对健康及不平等能够采取量化的测量，同时强调健康不平等不仅仅是体现在健康状况的差异，更是一种社会资源分配不均和利益集团的背后作用①。综上所述，对于健康不平等的含义，世界卫生组织更偏重健康状况的不平等，主要体现在各种因素影响下的健康的状况差异；而阿玛蒂亚·森的定义更偏重于健康获得的机会不平等，主要表现为不同群体在健康资源获取和健康权享有等方面面临机会不平等；Braveman 等学者的定义更偏重于量化计量角度展现不平等现状，主要通过量化测量展现出不同群体健康差异和获取机会不平等。

21 世纪开始，健康不平等问题的研究受到许多国家政府、国际组织等全球社会的高度关注，世界卫生组织、世界银行、联合国开发计划署（UNDP）等都对健康不平等问题研究投入人力物力财力，通过国际社会、国际经济、全球区域等多元素背景下多维度研究健康不平等问题。世界银行在 2002 年内开展的人口与健康调查中，构建了有关健康、卫生、医疗、保健等健康相关的差异指标。世界卫生组织在 2000 年召开的第 53 届卫生大会上，发表了《2000 年世界卫生报告》，在报告中提出卫生医疗系统的评价体系，主要是通过量化的绩效评估指标评价卫生医疗系统的运行效率，这引起大家对健康机会、健康公平等方向的研究。自 21 世纪以来，健康不平等已成为国际社会中社会政策的一个经常关切事项。经验研究表明，贫穷国家大多数疾病的

① Braveman. 2002 “health inequalities and social inequalities in health” Bulletin of World Health Organization, 2002, 78（2）: 232—234.

发病率和患病率较高，而在发达国家，低教育和低收入者的预期寿命明显减少。关于减少不同社会经济群体之间的不平等现象的担忧导致了各种测量方法的发展。在衡量健康不平等方面，主要问题是选择最相关的指标来反映两个或两个以上人口群体之间的差异。国际上在2005年之后对健康不平等的研究有所增加，大约88%的研究采用定量分析方法，大约8%的研究与健康干预或计划有关，干预研究的数量自2010年以来一直在增加。早期的研究集中在死亡率、传染性疾病和非传染性疾病以及营养方面，而后来的研究集中于非传染性疾病、心理健康、危险因素和伤害。对妇女和儿童的研究几乎占了一半的文献，对青年（15岁至24岁之间或研究所界定）和老年人的研究一直在上升。财富和收入是最常见的调节公平措施，其次是教育和性别。关于财富、教育、地区和种姓的研究的比例随着时间的推移保持一致，而对性别差异的研究也在不断上升。

国际上有四个主要的模型用来解释健康的社会阶级不平等（巴特利和Blane，2008；巴特利，2004）。第一个是行为模式：有社会阶层差异的健康损害或促进健康的行为，如饮食的选择、消费毒品，酒精和烟草，积极的休息闲暇时间，使用疫苗，避孕和产前服务。然而长期的研究发现，健康行为的差异只解释了社会阶层死亡率的1/3。对寻求改变健康行为的干预措施的评价很少发现行为模式所预测的健康方面的明显改善。第二个是唯物主义模型：贫困暴露健康危害。处境不利的人更容易生活在遭受空气污染和潮湿房屋等有危害的地区。唯物主义解释有一些具体的证据，例如许多研究都表明儿童期呼吸道疾病与潮湿房屋有关，然而生活标准的全部影响只能在生命周期的过程中得到理解。虽然大多数公共卫生专家一致认为唯物主义解释在解释健康不平等方面起作用，但许多人认为一个简单的唯物主义模型是不够的。相对弱势的人们接受各种各样的国家帮助（房租、学校伙食等），有些人认为饮食或贫穷的住房不可能解释所有不平等的健康结果。第三个是心理社会模型：社会不平等可能影响人们的感受，进而影响身体反应。例如紧张的社会环境会产生情绪反应，从而带来增加心脏病风险的生物变化。心理社会风险因素包括社会支持、工作控制和自主性、家庭与工作的平衡以及努力与回报之间的平衡。大量的研究探索了心理社会因素与健康之间的联系。有证据表明那些与家人和朋友的关系好和那些参与社区的人，比那些相对孤立的人寿命较长。工作压力与健康之间的关联的证据还不太清楚，但大多数设计良好的研究表明，在要求高且控制低的工作中，个人患心脏病的风险更高。此外许多研究表明，工作和报酬之间的不平衡往往与高血压、糖尿病等身体健康疾病有关。第四个是生命历程模型：健康反映了个体经历的社会、心理、社会和生物的优缺点模式。健康或不良健康的机会受到孩子在子宫内和儿童早期发生的影响，而不利因素则可能在儿童期和成年期累积，例如家庭条件较差的儿童在日后就业等方面存在劣势。生命历程模型是最近才发展起来的，对于生命历程解释的研究需要详细的纵向数据，研究表明健康不利因素随着时间积累慢慢扩大。

（二）国内研究现状

相比国际，国内学者对健康不平等问题的研究起步比较晚，胡善联等人在 2002 年开始健康不平等研究，主要是结合国际上对健康不平等的研究成果和研究方法，结合我国国情提出了我国健康不平等问题。王丽敏等（2003）利用儿童死亡率和发病率分析我国城乡儿童的健康水平差异，张车伟（2003）利用调查数据分析我国贫困地区居民营养、健康与平等的相互关系。胡琳琳根据我国国家卫生服务调查的相关数据，分析了收入与健康之间的影响关系，总体得出中国健康不平等有利于高收入者，城市健康水平高于农村健康水平。孟庆跃（2005）研究分析认为健康公平是一种理想状态，促进健康公平就是要减少非需要原因引起的健康不平等。他通过分析低收入群体的健康和医疗卫生服务情况，发现这些群体存在不同程度的健康问题，只有小部分人获得平等的医疗服务机会，很多弱势群体在得病后采用各种拖延不治的方式，这也就直接导致健康的恶性循环。同时纵观国内外关于健康不平等的研究结果，可以得出以下几个结论：一是健康是一项重要的基本权利，二是健康不平等普遍存在，三是健康不平等问题不断加剧，四是政府应该承担更多责任[①]。郑大喜提出健康是人类的基本权利之一，应该重视基本医疗卫生服务的普及和平等利用，以保障健康权利的平等享有，尤其是消除城乡差异，实现人人平等享有卫生医疗服务。杜仕林（2009）认为健康权是人的一种基本权利，生命面前人人平等，健康公平要求国家在法律上保障每一个居民享有平等的健康权。田艳芳（2015）专门针对健康对中国经济不平等

① 孟庆跃 . 中国卫生保健体制改革与健康公平［J］. 中国卫生经济，2007（1）：9—14.

的影响进行了研究，主要提出了健康是造成个人之间经济地位不平等原因之一，健康通过影响人们的教育水平、劳动参与、劳动时间和工资率等多方面进而影响经济地位。健康作为一项重要的人力资本，会随着年龄、身体机能等因素产生资本存量贬值，也会因为健康投资的加强而产生资本增量升值。在中国从居民健康状况到健康直接相关医疗服务等方面都存在不平等情况①。

二、健康不平等测量的相关研究

（一）国际研究现状

国际上对健康不平等的测量研究主要是借鉴收入不平等研究者的方法体系，利用基尼系数指标来测量健康不平等，较早的有 Kaplan 等（1976）通过大量数据分析验证，提出了 IWB（Index of well-being）和 QWB（Quality of well-being index）等指标对健康状况进行量化测量。Le Grand 在 1989 年首次提出健康洛伦兹曲线和健康基尼系数来度量健康不平等，洛伦兹曲线的横轴代表人口数量，纵轴代表健康状态分布，由此得到洛伦兹曲线，再通过该曲线与对角线表示的绝对平等线来衡量健康不平等。Wagshaff（1991）等人使用健康集中指数来测量健康不平等，将健康的分布与其他社会经济地位联系起来。同时一些国际学者根据跨区域和跨时间比较的不同数据来研究测量不平等问题。Wagshaff 针对越南儿童营养不良数据，使用集中系数分解方法，实证分析了不平等现状。国际上对健康数据的采集也很早开始有研究，国际抽样调查组织（NSSO）提供社会政策主题的横截面的第一个国家级评估自我报告的健康和卫生保健数据。在 20 世纪 90 年代美国国际开发署资助了人口健康调查（DHS），一个以生殖健康和计划生育为重点的多国横断面调查。这些调查数据导致了一系列关于健康不平等的研究，这些研究增加了国际对健康不平等认识的深度和丰富性。而对社会不平等包括性别、阶级、贫困和教育不平等的研究是由社会科学家进行的，对健康不平等的研究已被流行病学和社会科学学者的跨学科组驱动②。另外国际上衡量健康不平等的一个卫生

① 田艳芳．健康对中国经济不平等的影响［M］．北京：中央编译出版社，2015.

② Adam wagstaff（2009），“Estimating health insuerance impacts under unobserved heterogeneity：the case of Vietnams health care foud for the poor”，Health Economics，Vol.19，No.2:189—208.

组织（Mäkinen，2000），考察了美国的不平等和其他发展中国家在资源配置方面的差异发现取决于下列指标：人均保健支出、辅助医疗人员（护士）数量和每 100000 名居民的医生人数。最近的健康不平等的测量方法（Doorslaer 和 O'Donnell，2008）是基于综合指数的健康决定因素的累计加权计算。这种方法的价值在于，该指数是基于对健康不平等水平和趋势的分析，该方法也可以解释健康不平等的原因。浓度指数计算为健康决定因素的贡献总量（人口、社会和经济因素）。Wagshaff 等人（2003）证明健康的集中指数可以计算为人口、教育、区域等因素对收入相关的健康不平等的贡献之和，其中每一项贡献都是关于因素的健康弹性和因子的集中指数的乘积。衡量健康状况不平等的依据是按年龄分配的预期寿命分布。这种方法试图回答几个问题，例如："在不同的人生活的同一年，或者当他们享有相同的健康水平时，这可能是完美的平等吗？"①

（二）国内研究现状

国内对健康不平等的测量研究中，饶克勤、姚岚等对健康不平等的测量方法进行了分析研究和归纳总结，主要有极差和极值法、洛伦兹曲线、集中指数、基尼系数、Kakwani 指数、差异指数、相对指数等，孙祺利用居民两周患病率等指标，使用集中指数法，对国民健康平等性的集中度展开测量，并根据分类指标测量数据综合比较差异。王丽敏等人（2003）利用 1992 年我国儿童死亡率和发病率两个指标分析我国居民健康水平和不平等现状。张晓波（2003）利用我国省份城乡数据进一步分析验证了健康不平等现状会随着收入不平等的扩大等逐步恶化。赵忠（2005）利用 1997 年和 2000 年中国健康与营养调查（CHNS）数据分析我国健康状况的不平等，发现存在区域差异、城乡差异。谭淑芬等（2009）在基于福利经济学理论基础的收入分配分布不平等的研究方式测量健康不公平指数，并讨论了所对应的社会福利函数。胡宏伟（2015）针对国民健康公平专题进行了程度测量、因素分析和系统研究。通过不同的测量方法，对我国不同区域、不同城乡、不同群体之间的健康不平等进行量化测量，同时通过统计学的线性回归方法，得出我国健

① Wagstaff A，van doorslaer E 2003，catastrophe and impoverishment in paying for health care：with applications to Vietnam 1993—1998，Health Economics，2003, Vol.12：921—934.

康不平等现象明显，同时验证归纳健康不平等影响因素，提出一个广义的健康平等的保障和促进体系[①]。

三、健康不平等影响因素的相关研究

（一）国际研究现状

WHO 认为个人经济条件和生活环境是影响个人健康的重要因素，要通过提高个人经济收入、优化生活环境和减少资源分配不均等手段来保障和促进个人健康状况，同时认为职业对健康不平等也会产生很大影响，职业类别和工作环境的不同也会使得个人健康状况出现较大差异。Margaret Whitehead 在 1992 年 *The Concept and Principles of equality and health* 中指出健康和健康不平等的影响因素具有多元性和复杂性，概括影响健康不平等的因素有五大方面：一是自然生物遗传方面；二是生活习惯、行为的健康规范；三是包括家庭、工作、职业等各种社会因素综合；四是健康卫生医疗服务和保障体系因素；五是疾病的变化、自然选择和社会迁徙等因素。同时也曾提出七项促进健康和卫生服务公平的主张：一是制定改变和促进生活和工作的社会公平政策；二是在全社会宣传和引导健康生活方式的实现；三是在健康和健康卫生医疗政策方面注重民主参与，分散决策权；四是多部门合作共同推进健康的公平，重视国际合作，注重国家质检的医疗和健康方面合作，在保障健康卫生资源共享的基础上，还应保障优质健康卫生医疗资源的公平享有；五是注重调研、评估和检测健康公平的促进系统[②]。Lasley Doyal 在《健康的性别平等》中研究得出性别差异也会导致健康不平等现象，男女的性别差异首先影响自身身体体质的差异，影响到所拥有的社会属性和经济地位差异，进而产生健康不平等差异。国际上认为社会经济地位是影响健康不平等的核心因素，社会经济地位与健康之间的因果关系主要有两个观点，一个是社会因果论，一个是健康选择论（Elatad 和 Krokstand，2003）。社会因果论认为个人的健康水平受社会结构因素限制，个人在社会结构中的位置决定了他们的

---

① 胡宏伟．国民健康公平程度测量、因素分析与保障体系研究［M］．北京：人民出版社，2011.

② Margaret Whitehead，“The Concept and Principles of Equality and Health”，International Journal of Health Services，vol.22，no.3：429—445.

健康水平，社会经济地位越低的人，其健康状况越差，健康不平等程度越高（Dahl，1996）；健康选择论认为个人健康状况是个人社会流动的筛选机制之一，只有健康状况良好的人才能获得较高的社会经济地位，从而产生了健康不平等（West，1991）①。收入（包括财富）是衡量健康差异的最常用的衡量标准，其次是教育和性别。大量的研究考虑了基于地区、职业和种姓或部落地位的差距。财富或收入的重要性随着时间的推移而保持一致。教育、收入、地区、种姓和宗教的比例也随着时间的推移保持一致。关于健康不平等的文献调查的主题也表明公共卫生中健康问题的政治变化。20 世纪 90 年代的研究集中在死亡率、传染病和非传染性疾病以及营养方面。后期非传染性疾病、健康危险因素、精神健康和伤害日益重要。这些模式广泛地反映了全球公共卫生优先事项的变化。全球范围内妇女和儿童的研究占主导地位，原因在于公共卫生项目中的生殖和儿童保健政策重点。财富一直是继教育和性别之后研究的主要社会经济指标。

健康和教育作为重要的人力资本要素，在现代社会发展和经济生活中扮演着越来越重要的角色，同时两者之间也相互作用、相互影响。分析研究发现，现有的研究基本是从教育角度出发，从理论和实证分析教育对健康的影响，相关政策建议也认为如果教育直接影响健康，就应该从基础资源分配上向教育倾斜，不仅可以提高人群的平均受教育程度，也可以帮助提高人群的健康水平。如果教育影响到个人的收益选择和不利于健康的投入，那么教育程度的提高对个人良好的健康状况的产生和维持都有一个额外的间接影响。尽管有相当多研究健康差异的文章已经发现个人的受教育水平对健康有正的显著影响，无论健康是以死亡率、患病率还是自评的形式估计。还有许多研究使用微观数据分析受教育水平和健康不平等之间到底存在什么关系，以及为什么会存这种关系，但是关于两者之间的关系，现有文献并未达成一致观点，通过对文献的梳理，归纳总结以下三种观点：第一种观点支持两者之间有直接因果关系，因此教育会增强健康产出（Auster 等，1969；Grossman，1976；Grossman 和 Joyce，1987；Taubman 和 Rosen，1982；Berger 和 Leigh，1989；Behrman 和 Wolfe，1989；Kenkel，1991，1995）；第二种观点认为两者之间是一种伪关系，因为一些无法观察的因素，例如个人偏好或者家教等因

① 王甫勤 . 社会经济地位、生活方式与健康不平等［M］. 北京：社会科学出版社，2012（第 32 卷），125-143.

素同时影响健康和教育且影响方向一致（Rosenow 和 schultz，1983）；第三种观点则支持逆因果关系，认为良好的健康状况支持个人能够取得更高水平的教育（Edwards 和 Grossman，1979；Shakotko 等，1981；Shakehakotko 和 Grossman，1982；Perri，1984；Wolfe，1985；Berger 和 Leigh，1989）。而对低收入人群的关注，人力资本的角度一直以来都聚焦在这些人的低教育获得和贫困之间的关系上。关注教育的原因是，教育是摆脱贫困和低教育水平恶性循环的一个方法。对教育收益率的研究一直是热点，但是人力资本的研究一直都忽视了健康这个因素。

国际学者瓦哈卡的布林德利用 1991—2009 年中国健康与营养调查（CHNS）在中国代际健康传播数据。在中国三年的持续的经济增长一直伴随着高收入的不平等，这可能又是在教育和医疗机会不平等造成的。在农村和城市的父母和他们的后代的健康状况之间存在很强的相关性，这表明中国代际健康不平等的存在。这种相关性是持久的，父母（特别是母亲）的社会经济特征和环境 / 卫生保健选择与他们自己和子女的健康密切相关，支持“自然 - 养育互动”假说。瓦哈卡的布林德分解进一步表明，15%~27% 的儿童健康的城乡不平等，归因于天赋不平等和他们父母的健康。收入和机会不平等的增加可以改善，途径是通过当前一代的健康状况和生活水平的提高。

（二）国内研究现状

国内学者孟庆跃在《中国卫生保健体制改革与健康公平》中认为经济状况和社会因素对健康有较大程度的影响，比如经济收入、职业类型、学历水平、社会阶层等。苏长春、郑建中《社会分层与健康公平》中归纳了影响健康平等的几个重要因素，从社会分层角度研究健康不平等，认为学历教育水平、经济收入状况、职业工作类型这三个因素直接决定了个人的社会阶层，也影响着个人健康状况和不平等。郑大喜《试论制度安排与健康公平的实现》中表明我国普遍存在健康不平等现象，体现在几个方面：第一是医疗资源投入不均衡，中大医院轻基层卫生机构，重治疗轻预防；第二是健康卫生医疗资源配置的区域差异和城乡差异；第三是健康卫生医疗费用负担和服务利用不平等，他认为与贫困问题一样，健康不平等也是阻碍平等享有基本权利和实现自由发展的主要问题，同时贫困问题与健康问题时常相伴，因健康不平等导致贫困和因贫困问题导致健康不平等现象明显[①]。孙菊、宋月萍分析了健康状况存在性别差异，同时提出分析健康平等的方向：健康是一个多种因素综合影响而体现的状态，既包括生物遗传等天然基因因素，也包括健康环境、健康资源获得和利用等其他社会原因，同时健康本身也是多样的、复杂的，健康平等也是受多种因素共同作用，促进健康不仅要改善卫生健康资源分配，还要考虑社会因素在内的综合框架[②]。解垩（2009）在《与收入相关的健康及医疗服务利用不平等研究》中基于 CHNS 数据研究 1991—2006 年我国城乡居民与收入的健康不平等程度不断提高，而且贫富健康差距逐步扩大。黄潇（2012）在《与收入相关的健康不平等扩大了吗》中通过对健康不平等进行分解，城乡中都存在亲富人的健康不平等现象，并且在不断积累深化，初始收入不平等是导致健康不平等的重要原因。

四、卫生筹资体系、资源配置、保障制度相关研究

（一）国际研究现状

21 世纪初，健康不平等现象在全球范围内普遍出现，并且对社会进步和经济发展产生越来越大副作用，因此不论是发达国家，还是发展中国家，还有发展落后国家政府都对健康不平等问题逐渐关注，同时一些国际非政府机构和组织，比如世界卫生组织、世界银行、联合国开发计划署等，都对健康及健康不平等问题投入大量人力物力财力进行研究。目前的研究将健康不平等问题与社会、经济发展融合在一起，从多个角度分析研究健康不平等问题。

世界银行在 2002 年内开展的人口与健康调查中，构建了有关健康、卫生、医疗、保健等健康相关的差异指标。世界卫生组织在 2000 年召开的第 53 届卫生大会上，发表了《2000 年世界卫生报告——卫生系统：改善绩效》的报告，在报告中提出卫生医疗系统的评价体系，主要是通过量化的绩效评估指标评价卫生医疗系统的运行效率，确立了卫生系统的一套科学目标：

---

① 郑大喜．试论制度安排与健康公平的实现［J］．中国医院管理，2007（1）：5—8.

② 孙菊，宋月萍．社会性别视角下的健康公平——对中国城市人口群里的考察［J］．中国药物经济学，2008（5）：19—27.

对人口健康状况的改进度、对人群期望的反应性和对财务负担的公正性，因此引起学者们将健康机会平等的研究方向朝着卫生资源配置公平性和卫生筹资公平性等问题发展。世界卫生组织提出卫生医疗筹资的平等主要表现为不同健康群体的风险分担和不同收入群体的风险分担，前者可以避免患病群体的疾病和经济双重困扰，后者突出收入越高群体应该承担更多筹资责任。同时还提出了卫生系统绩效评估的基本框架，卫生筹资模式及其绩效被列为评估卫生系统绩效的三大内容之一，卫生筹资模式一般包括四方面，即税收筹资、社会保险筹资、商业保险筹资和直接付费。Richard 通过多国经验分析发现税收方式是最能促进健康平等的筹资方式[①]。

（二）国内研究现状

我国学者对卫生资源配置等问题的进行了大量研究，刘宝等研究我国农村医疗保障制度改革，农村合作医疗解体对中国农村地区的初级卫生服务供给和医疗服务利用的影响。高建民等人依据我国城市家庭健康调查情况，选取 1992—1998 年数据，对样本城市的卫生医疗系统和卫生医疗服务利用性开展分析，研究表明在城市贫困人口中个人健康卫生医疗支出快速上升和医疗保险覆盖率下降导致富裕人群和贫困人群健康差距的潜在的关键因素[②]。朱玲从健康卫生医疗资源配置是否公平合理的角度，分析研究了我国区域医疗资源配置不均衡问题，西部区域卫生资源匮乏，东部区域卫生资源丰富。时秒、时分（2015）在《中国区域健康不平等与影响因素研究》中通过建立健康水平指标模型，运用因子分析法建立健康卫生筹资体系相关指标、健康卫生资源配置相关指标、健康卫生资源利用相关指标与健康的关联程度，研究发现通过降低人均政府卫生支出、提高新型农村合作医疗人均筹资和农村居民医疗保健占消费支出比例等措施，健康水平能逐步提高，健康不平等程度降低[③]。龚向光等人利用泰尔指数研究我国健康卫生资源配置的平等性问题，研究表明医院床位、医师、护士等医疗资源配置不平等。对医疗筹资体系不平等研究都是基本采用样本调查方式，通过调查人群医疗费用在收入的占

① Richard B.Saltman. Equity and distributive justice in European health care reform，International Journal of Health Service，vol.27，no.3: 443—453.

② 刘慧侠 . 健康不平等：走向可持续、和谐增长的羁绊［D］. 西北大学博士论文，2006-4-1.

③ 时秒，时分 . 中国区域健康不平等与影响因素研究［J］. 时代金融，2015（8）：30—31.

比评价平等性，朱伟等人的研究表明不同收入群体的医疗费用占比有很大差距，收入越低的群体医疗费用占比越大。杨红燕等人对我国城乡居民健康不平等问题从卫生筹资和卫生服务两个方面开展研究，其中的研究结果表明，新农合医疗制度的实施对缓解农村区域健康不平等问题有较大促进作用。

五、健康不平等中政府责任的相关研究

（一）国际研究现状

世界卫生组织等一些国际组织对健康不平等中的政府责任研究成果较多，体现较为系统的主要包括一些专著和教材，主要有 A. 艾德等主编的 *Tutorials on economic，social and cultural rights*，文中有一章专门研究健康权问题。Bright CA.Toebes 教授的专著《国家法中基本人权——健康权》是目前国际上对健康权研究比较有代表性的权威研究，该文阐述了健康权概念、范围、内容、国家义务等多方面问题，为认识经济、社会和文化权利等方面的政府义务提出了分析框架，主要有尊敬、保护和实现三种模式，也成为后续分析研究政府义务的范式①。帕尔马和肯纳斯著作的《美洲健康权的宪法比较研究》一书中对美洲各个国家宪法中关于健康权的规定进行了比较分析，各国在本国健康权保护实现中政府承担了不同程度的责任义务。古德曼（Timothy Goodman）的《有健康的权利吗？》和伊万斯（Tony Evans）的《健康人权》都从不同方面阐明健康是享有基本人权地位的重要因素，健康权作为一种权利在现实生活中，是一种被广泛熟知但又容易被忽略的一种权利。厄尔德曼（Joanna N.Erdman）的《健康公平中的人权：宫颈癌与 HPV 疫苗》从公平角度分析如何使得健康权在现实中的平等享有和实现。赛克莱尔的《健康权——一种基于权利的参与方式》从公民平等参与的角度分析了健康权利得到有效保障和实现的路径。综合国际上对健康权及健康不平等的研究成果，各国政府和国际组织对健康权的政府责任研究在不断发展进步中，研究成果不断涌现，各国对健康权的保护重视程度也越来越高。

---

① Bright CA.Toebes.The right to health as a human right in international law. Intersentia Publishers，January 1999.

（二）国内研究现状

国内学者对健康权的研究主要从人权法和宪法角度开展，主要关注健康权的基本理论研究和某些争议的特定问题分析研究，如焦洪昌在《论作为基本权利的健康权》一文中主要从我国现有的立法体系和司法体系两大方面，针对健康权作为一种基本的人权进行分析论证。曹艳林在发表的《论健康权的受益性和国家给付义务》一文中，强调国家政府有责任实现健康权的人人平等享有，国家政府的相关立法、执法、司法部门都应该在健康权的给付和保护上承担应有的责任和义务。林志强发表的《论健康权的国家义务》中，对健康权的发展演变过程进行了回顾，深入论述健康权从一个个人权利慢慢演变为基本人权的过程，同时也阐述了国家作为责任主体在健康权实现方面的义务。邓丽娟的《健康权的国家义务研究》以健康权的实现为目的，选择健康权的国家义务进行研究，从人权法和宪法角度探讨实现健康权的国家义务的产生、主体、内容、履行等多方面问题，并结合我国国情探讨分析我国公民实现健康权的路径[①]。除上述研究之外，还有一些关于健康权保护、健康权影响等方面的研究。总体来看国内对健康权的政府责任研究有了一个良好开端，许多学者开始结合我国国情开展深入研究，这些都为开展健康权的政府责任承担研究提供了很好的方向，但同时也有一些问题需要深入研究和解决，比如健康权的基本权利地位大都通过列举国际公约中的一些条款来加以论证，而缺乏本国立法实践，这样导致健康权实现中政府责任承担依据不足，同时在主体责任的原则性义务和具体性义务等问题的层次性定位不明，需要后续加强完善。

六、对现有文献的评述及发展方向

（一）从健康不平等问题的研究成果概括

从健康不平等问题的研究成果概括，国际上有关健康不平等的研究大多以工业化国家为研究对象，或者是社会经济制度比较相相似的国家做比较分析，Wagstaff、Van Doorslaer、Leyland 等人研究显示健康不平等问题在发

---

① 邓丽娟 . 健康权的国家义务研究［M］. 法律出版社，2014.

达工业化国家均有不同程度的存在。相比于发达国家，发展中国家受国情所限，存在区域发展不均衡、医疗保障体系不完善等现象，因此健康不平等问题就更加严重。同时发展中国家的健康不平等研究明显落后于发达国家，除了主观上没有充分重视健康不平等问题，在客观上研究方法、测量体系和数据研究缺乏等多方面都落后。因此，有效借鉴国际研究健康不平等问题的经验教训及启示是后续开展研究的一个重要方向和有效路径。

（二）从健康不平等问题的研究视角概括

从健康不平等问题的研究视角概括，国内目前主要从职业与健康的关系、收入与健康的关系两个方面切入，许多样本数据是选取样本区域的情况，大多是进行局部分析。这些研究可以让我们了解我国健康不平等问题局部特征，如城乡差异，但不能整体把握我国健康不平等更深层次的变化特征和影响因素。国际上对健康不平等问题研究视角较为丰富，环境、教育、职业、收入、收入差距、社会地位、经济地位、医疗保障、卫生筹资、卫生资源配置、卫生服务等都是影响健康不平等的因素，而且在不同时期会有不同特征的影响。因此多维度多角度分析健康不平等的影响及保障体制、卫生筹资、资源配置、卫生服务中需要分析的不平等原因和解决建议也是后续需要进一步研究发展的方向。

（三）从健康不平等问题的研究方法概括

从健康不平等问题的研究方法概括，国内整体研究方法较为单一，理论分析和数据分析相结合方面较少，研究分析视角有局限性，不能多维度多视角剖析健康不平等问题。研究健康不平等问题要多学科分析研究其原因，要从经济学角度研究卫生资源配置公平问题，从社会学角度研究健康不平等引起的公平正义问题，从法学角度研究健康权中政府责任实现问题。要将健康不平等问题放在现代经济学、社会学和法学的理论框架内，通过严谨的逻辑分析和完善的规范研究，探寻健康不平等问题的理论依据和发展特征。

（四）从健康不平等问题的测量评价概括

从健康不平等问题的测量评价体系概括，国内外现有对健康和健康不平等量化测量方法较为丰富，能从单一方面反映其不平等问题，如健康卫生医疗资源配置不平等、健康卫生医疗筹资体系不平等等，但这些都不能很好综合评价一个国家或地区健康不平等程度和差异，因此需要结合现有健康不平等测量方法和评价体系，构建一个健康不平等评价指数的指标系统，用于综合评价一个国家或地区健康不平等程度，弥补现有健康不平等评价体系的空白。

第二节　相关基础理论及指导意义

一、罗尔斯的正义论及其在研究中的指导意义

20世纪70年代，美国著名的哲学家、伦理学家约翰·罗尔斯著作的《正义论》正式发表，该文系统地论述了自由平等、公平机会、差别对待等公平正义原则，在西方国家哲学、伦理道德学、政治学、经济学等众多学科领域引起了很大反响和关注。罗尔斯认为："社会制度的价值主要体现在公平正义，应该消除一切不公正的制度，作为人类社会活动的主要价值的公平正义不应该被损害。"他分别区分了正义的概念，对于社会正义和个人正义来说，正义首先是社会正义。因为人们生活在社会中，只有在社会制度的基础上才能确定一个人的行为在道德上是否合理。为了展示他的正义理论，他使用了一种修正的社会契约理论。他把合同的所有各方置于"无知之幕"后面，使他们无视任何自身特点的具体情况并试图通过它们，为了理解和分析人们在这种状态下的选择，确立了指导制度设计的基本道德原则，即正义原则[①]。罗尔斯有两条正义原则："首先，每个人都应该享有与其他人拥有的最广泛的基本自由系统相一致的自由系统的平等权利，这种自由平等权利包括人身自由平等、言行平等、收入平等、健康平等、机会平等等；其次，最小收益群体应该在社会和经济方面的不平等上被安排最大利益，并且所有人都能有公平和平等的机会，这也是机会均等原则和差异原则的结合。"罗尔斯

① 约翰·罗尔斯．作为公平的正义［M］．姚大志，译．上海：三联书店，2002.

的两个正义原则具有优先顺序，自由平等高于机会均等，机会均等又高于差异原则①。罗尔斯的正义理论也讨论公平与效率之间的关系。他认为在社会正义理论下，应该是公平优先，效率次之。处理好公平与效率问题在我国社会进步和经济发展中有着十分重要的实践意义，对于促进资源优化配置、经济利益分配、社会稳定等方面有积极影响。不平等现象在现代社会发展中有很多表现形式，其中有些像先天、自然等因素导致的不平等不可避免，但同时从以人为本的角度和社会公平正义角度出发，就应该通过社会去尽量弥补，并期望达到相对平等。

罗尔斯的正义论认为作为公平的正义是一种政治自由主义，虽然政治权利永远是国家及其强力机构所使用的强制性权利，但是在一个立宪制政体中，政治权利同时也是作为一个集体的自由和平等的公民的权利，这样政治权利就是公民的权利，是他们作为自由和平等的公民强加给他们自己和相互加以使用的权利，公平正义保证所有人都获得最基本人权的充分享有。在此基础上为了避免限于绝对平均理想主义，认为享有权利的同时，也强调要求享有公平的享有权利机会，同时经济的不平等也需要通过差别原则进行调整完善。按照罗尔斯的正义论理论，健康作为一种重要的权利应该在人们社会生活得到体现，健康在人类社会经济发展中既是目标，又是手段，在推动经济发展和社会进步的同时，也成为社会发展和全面进步的重要目标。由于贫困差异、区域差异、社会地位等因素造成的不能有效享有健康医疗服务和卫生保健资源，使得不平等现象逐步扩大，这实质上反映了对国民健康权利的剥夺，构成了不公平。正义论强调公平正义，但在健康医疗领域不平等问题普遍存在，健康状况的差异和资源配置的不均日趋严重，自由平等、机会均等和差异原则在健康领域没有得到很好实现，正义论的分析框架和正义原则为解决我国现阶段健康不平等问题提供有力理论支撑②。

二、阿马蒂亚·森的不平等论及其在研究中的指导意义

印度经济学家阿马蒂亚·森作为1998年诺贝尔经济学奖的获得者，在

---

① 张炜．罗尔斯正义论及其现实意义［J］．人民论坛，2013（12）：1—4.

② 职冠楠，杜治平．论罗尔斯“正义论”两原则［J］．人民论坛，2011（04）：1—4.

福利、发展、贫困、不平等等研究领域取得了举世瞩目的成就，他的研究涉及社会学与哲学、文学与史学、经济学与法学等多个综合学科，覆盖面十分广泛，充分展现了阿马蒂亚·森强大的知识储备和深厚的理论功底，他十分关心贫困、健康、收入等不平等现象，并对这些不平等现象运用公平正义的理论进行深入剖析。纵观阿马蒂亚·森的研究方向和学术成果，主要集中在：一是对饥荒问题的研究，二是对社会选择理论的研究，三是对收入分配问题的研究，四是对贫困问题的研究。阿马蒂亚·森的研究领域广泛涉及价值判断和规范性问题，加之长期主张缩小贫困差距，因此也被称为“左派”的“异端”经济学家[①]。阿马蒂亚·森研究不平等问题，突破原有的研究视角，将不平等问题放在人类社会多个方面进行研究，而不仅仅是只关注经济不平等问题。他不仅关注为什么要平等，同时也更关注什么是平等，他将平等的范畴扩大到一个更广泛外延，并以此为平等分析理论框架，来评价现实中的平等问题。森重视能力平等，认为能力平等才是人类生存和发展的基本，只有这些基本能力实现平等，才能去研究探平等问题。森在《以自由看待发展》中论述到：一个人的可行能力指的是此人有可能实现、各种可能功能性组合。而这些功能性活动反映了一个人认为值得去做或者达到的多种多样的事情或状态，这其中包括食物、营养、尊重、交往等，实现这些功能性活动是个人摆脱各种机会缺失和权利剥夺的最终途径，而通过这些可行能力的实现和获取状况的度量和评估，可以对人与人之间的平等进行度量和比较[②]。不平等思想既简单又复杂，一方面，它是所有思想中最简单的，与其他相比，它更容易使人们获得一个不假思索的直观印象。另一方面，它又是一个相当复杂的概念，以至于该概念任何一种阐述都会引起争议。森对平等问题研究中对能力的评估方法与罗尔斯的重点关注的与个体所拥有的“基本善”（即保证所有人获得最基本人权的充分享有，包括收入、财富、机会、自尊的社会基础等资源）的分析思路有所差异。罗尔斯对“基本善”的关注是他的差别原则的部分内容，认为为了避免限于绝对平均理想主义色彩的问题，应当在权利享有时同时秉持差别原则，这对分析公民基本权利方面有重要价值。森认为罗尔斯的思想虽然涉及了公民应该平等享有基本权利，但缺乏对个体的实现能力差异予以充分重视，应该注意到社会群里有些群里由于

---

① 李实. 阿马蒂亚·森与他的主要经济学贡献［J］. 改革，1990（1）：101—109.

② 阿马蒂亚·森. 以自由看待发展［M］. 任赜等，译. 北京：中国人民大学出版社，2002：62—63.

先天行为能力不足或缺陷导致其无法真正享有平等，更无法运用这种权利带来其他效益。森认为更科学可行的理论框架应该是可行能力或者实质自由，即充分保证和实现人们不同个体的所有权利潜能，而不受到剥削和限制，这种充分发挥潜能的权利享有会使每个人拥有自身的能力集，即可行能力[①]。

阿马蒂亚·森的不平等论及其理论思想对研究健康及不平等问题方面有很好的理论指导意义。健康作为人类一项基本的可行能力，是其他能力的基础，只有健康才能真正实现自由。因此保障健康和反健康不平等是实现真正自由的重要体现[②]。本文研究健康不平等问题，也意在通过量化健康这种可行能力中的影响因素，通过科学测量健康不平等中各种因素的影响，真正了解哪些因素变量影响人群健康分布的可能性和程度，减少非必要因素变量对健康不平等的影响，减少健康不平等现象。

三、人力资本理论及其在研究中的指导意义

人力资本理论的发源可以追溯到古典经济学时期，经过不断发展，在20世纪中后期逐步形成了现代人力资本理论，也是人力资本理论成为西方经济学中一个重要的分支，1979年诺奖获得者西奥多·W·舒尔茨（Thodore W.Schults）是公认的人力资本理论的构建者，被认为是人力资本理论之父。人力资本理论的首次提出是舒尔茨在其发表的《人力资本投资》中，后来其发表的一系列关于人力资源的文章系统阐述了人力资本的内涵、路径、价值等，形成了完备的人力资本理论体系。人力资本理论在解释教育、健康等人力资本需求、投资、生产等方面具有独特的理论优势，而健康作为投资品和消费品的双重属性使得人力资本对解释健康投资、健康人力资本方面具有特有优势[③]。根据人力资本理论关于人力资本需求与供给、生产与消费、投资与收益等理论指导，教育、健康作为重要的人力资本同时具有投资与消费的双重属性，人力资本理论在解释这些都有很好理论优势。

第一，人力资本的内涵。资本本身的属性是可以带来剩余价值，人力资本作为资本的一种，也具有资本的这种属性，而且在社会活动和经济活动扮

① 胡宏伟.国民健康公平程度测量、因素分析与保障体系研究［D］.武汉：武汉大学博士论文，2010.

② 朱俊生.从社区融资到全民健康保障［M］北京：中国劳动社会保障出版社，2008：210—216.

③ 张凤林.人力资本理论及其应用研究［M］.北京：商务印书馆，2007：1—58.

演者越来越重要的角色。人力资本具有生产性，能够依靠自身生产更高的增加值，同时人力资本本身无价格，是通过提供劳动服务而获取报酬，人力资本是通过学习、培训、教育等手段不断积累提高资本价值，人力资本并不是与生俱来的，自然因素和遗传因素对人力资本起到很小的作用，主要以后天的教育、健康、培训等投入形成。

第二，人力资本的形式。人力资本形式主要可以分为三大类，第一类是表现为体力、活力、健康等的身体素质；第二类是表现为写作、记忆、运算等的智力素质；第三类是表现为思想、伦理、德行等的品德素质。也有学者将人力资本划分为智力型人力资本和感知型人力资本，智力型人力资本形式主要表现为记忆、创作、算数等能力，主要依靠后天教育、培训获得。感知型人力资本形式主要表现为对事物的判断、认知和处理能力。

第三，人力资本投资内容。人力资本投资就是通过加大对自身的时间和物资等资源的投入，用于提高人力在身体素质、智力素质、品德素质等方面的能力，从而提高人力自身的生产收入能力。人力资本投资主要包括健康投资、教育投资、职业培训、迁移流动和信息投资五种内容。

以前人力资本和人力资本投资将关注点主要放在教育投资上，而健康由于受到基因因素、经济因素、社会因素等多种综合复杂因素影响，关注和研究就少很多，因此通过人力资本理论分析关注健康问题，对健康平等与否分析是十分有意义的研究方向。平等是一个规范性命题，是社会追求的核心价值，造成健康不平等的原因包含非人力资本因素和人力资本因素，而健康本身作为重要的人力资本，反过来也对人力资本其他因素比如教育等都有影响。

四、健康经济学相关理论及其在研究中的指导意义

从 20 世纪中期，健康经济学作为一门新兴的经济学门类，在以美国为代表的发达国家开始得到快速发展，并全球范围快速扩散，成为全球一个共同关注的新兴经济学分支学科。健康经济学也被翻译为卫生经济学，主要是运用经济学理论分析框架来研究健康领域的各种问题①。纵观健康经济学的发

① 詹姆斯·亨德森. 健康经济学［M］. 向运华 钟建成 季华璐等，译. 北京：人民邮电出版社，2008.

展历程，可以分析其出现及快速引起全球关注的历史背景：第一是当时美国医疗的现状和困境需要健康经济学帮助其解释许多现实问题。二战结束后美国经济得到快速发展，经济实力和国民生活水平也因此有了很大提高，人们对健康的关注和需求也越来越迫切，国家和个人对健康卫生医疗的投入逐步加大，美国健康卫生医疗产业发展和国民的健康水平稳步提高，但同时巨额的健康卫生医疗支出，给政府造成巨大财政压力，也给国民增加较大的经济负担，日益提高的健康卫生医疗开支在GDP中的占比，也给整个社会带来极大的压力。正是在这种需求旺盛，而社会整体资源有限的情况下，如何优化资源配置，让有限资源的使用能产生更大效益成了当时美国政府和各界人士共同思考的问题，而经济学正是分析研究资源配置问题，因此美国的现实背景给健康经济学的产生提供了有利契机，经济学理论与健康问题的结合使得健康经济学得以迅速发展。第二是相对于其他学科，经济学在资源配置、供求平衡、效率绩效等方面都有明显的分析优势，这也是经济学能够迅速成为分析健康问题的学科基础的根本原因。健康经济学是结合了经济学、健康卫生医疗、社会学、管理学等多种学科交叉的学科，涉及的知识广泛、体系庞杂，根据本文对健康不平等问题的分析需要重点从健康的生产、健康的需求、健康的供给、健康领域政府与市场的关系四个部分整理阐述①。

第一，健康的生产。健康的生产也就是健康的产出，通过要素投资生产出健康的结果，是需要将卫生保健、医疗、食物、营养、时间等要素进行投入，然后综合转化成健康的过程。美国经济学家舍曼·富兰德认为健康的生产取决于人口的生物遗传、环境以及生活方式等因素，用函数可以表示为H=f（卫生保健，生活方式，环境和遗传，其他因素），该健康生产函数为上升函数。

第二，健康的需求。格罗斯曼（Grossman 1972）构建了分析健康资本需求模型，将人力资本理论应用到健康领域，论述了健康作为一种消费品和投资品的共同属性的特征。健康作为一种消费品，可以给人们带来良好的身体状态，健康同时作为一种投资品，多的投入可以更好改善人们的健康水平，提高劳动力和劳动时间，因此健康的需求延伸为对健康卫生医疗服务的需求，人们对其的需求是显而易见的，并且将其作为人生追求的目标和理想

① 舍曼·富兰德.卫生经济学［M］.王建，译.北京：中国人民大学出版社，2004：101—592.

生活状态。影响健康需求的主要因素有身体状况、社会人口文化、收入和价格、时间价值、医疗保险的影响等。

第三，健康的供给。健康的供给需要同时具备两个条件：一是健康卫生医疗供给意愿；二是健康卫生医疗供给能力，其重要决定因素包括生产目标、生产成本、健康卫生医疗服务价格、健康卫生医疗领域的税收、补贴等。健康的供给具有垄断性、不确定性、公益性、即时性、主导性、技术性等六个重要特征。

第四，健康领域政府与市场的关系。在健康卫生医疗服务市场领域与其他市场一样，市场机制是资源配置和有效运行的核心机制，但市场在运营中也会遇到各种无法解决的问题，市场机制存在一些缺陷需要政府出面加以协调和纠正。健康卫生医疗服务是一种特殊的商品，既具备私人属性，同时也有大量公共产品和准公共产品，同时需求与供给存在不确定性，供求双方信息存在不对称性，市场存在竞争不充分性，这些特征和问题都需要政府作为市场主体，通过反对并打破垄断、提供公共产品、消除外部影响、促进信息充分传导等方式进行必要纠正。

健康经济学相关理论对于本文分析研究健康不平等问题有重要指导作用。运用健康经济学基本理论，从经济学角度分析健康的生产、需求、供给等问题，分析健康卫生医疗领域政府应该承担的主体责任，同时结合实际综合分析影响健康不平等形成的原因，进而深入剖析健康不平等的外部性，即对收入的影响、对教育的影响、对就业的影响、对社会公平的影响，更是对建设全面小康社会的影响。

五、福利经济学相关理论及其在研究中的指导意义

福利经济学是西方经济学的一个重要分支，是研究社会经济福利的一种经济学理论体系，是西方经济学家从福利角度和福利最大化原则下对经济运行给予社会评价的一种理论学科，该理论体系是由英国著名经济学家阿瑟·塞西尔·庇古（Arthur Cecil Pigou，1877—1959）在20世纪20年代创立的，其代表作有《福利经济学》《产业变动论》《财政学研究》等，首次提出经济福利的概念，其理论核心是主张国民收入均等化，并且建立了效用基数、序数论等。总结归纳福利经济学的特征，它是根据既定社会目标构建其

理论框架和逻辑体系，其出发点是围绕一定社会价值判断，通过边际效用基数和序数理论设立福利概念，并以既定社会目标和福利理论为基础制定相关经济政策和方案。作为福利经济学理论的创立者，庇古将增进国家或地区经济福利的研究定位福利经济学的研究对象，他认为福利是一种心理满足或享受的状态反应，福利可以分为经济福利和社会福利，两者相互交叉，可以用货币计量的社会福利也是经济福利。福利经济学讲求分配越均等，社会福利越大，支持国民收入均等化①。福利经济学分析和研究的核心点是公平与效率问题，公平原则表达是政府在执行各种政策选择时要抛开固有利益群体的影响和限制，要基于社会公平正义角度进行的公平决策。效率表达的是政府在资源配置时要讲求将资产效用发挥大最大化，达到帕累托最优状态。公平与效率在市场运行中往往相辅相成，相互制约。一味讲求效率很容易引起资源配置不公的问题，这种情况下政府就要牺牲一部分效率，以此增加资源配置的公平性。福利经济学认为资源配置的最优状态应该是兼顾公平和效率，而不只是以资源配置效率为先的评价标准，从社会福利角度应该同时兼顾资源配置的公平性，政府要通过行政职能和行政手段对市场资源配置活动和行为进行必要的管理和干预②。健康资源作为一种特殊的资源，在经济发展和社会进步中扮演者重要的角色，福利经济学对我国健康不平等问题研究提供有力理论支撑，突出政府在健康不平等问题上应该承担应有的原则性责任、具体性责任，同时还有在医疗资源配置利用优化上的承担。

第三节　本文研究的逻辑起点

在中国国内无论学术界还是社会大众，长期以来大家主要关注的是看病贵、看病难等社会问题，作为基本人权的社会成员健康权平等问题没有受到应有关注与重视，学术研究严重不够。本论文将此问题作为专门学术课题、特别是博士论文选题进行研究，弥补了现有研究的不足。本文的逻辑起点是基于现实考察和学术分析，判定我国城乡居民健康权益处于非平等状态，并

① 庇古．福利经济学［M］．金镝，译．北京：华夏出版社，2007.

② 郭靖．福利经济学视角下的社会救助政策改革［N］．赤峰学院学报，2011-09-25.

对此进行系统分析论证。首先，综合国际国内对健康不平等问题的研究现状。本文从经济学、社会学、法学视角解释健康不平等产生的原因，突出从社会学角度研究健康不平等引起的公平正义问题，从经济学角度研究卫生资源配置公平问题，从法学角度研究健康权中政府责任实现问题。将健康不平等问题放在现代经济学、社会学和法学等综合学科的理论分析框架内，通过逻辑分析和规范研究，探寻健康不平等问题的影响因素和发展特征。其次，量化健康和健康不平等的测量。采用现行科学的测量方法分析健康不平等现状，创新构建健康不平等评价指数，综合评价区域健康不平等程度，并且结合我国实际国情，从医疗卫生资源配置、医疗卫生筹资体系、医疗卫生保障制度等角度开展健康不平等实证研究，通过理论分析、案例分析和数据分析等方法剖析我国健康不平等问题，同时立足现有研究成果，创新性地提出健康不平等评价指数的概念，构建健康不平等评价指数的指标系统，用于综合评价一个国家或地区健康不平等程度，弥补现有健康不平等评价体系的空白。再次，就是分析研究比较典型的发达国家和发展中国家反健康不平等实践，学习借鉴国际先进经验和实践教训，用国际视野评价和完善我国医疗卫生体制改革中的问题和需要改进的地方。最后，提出政策建议与研究结论及展望。

第三章　健康不平等问题分析

第一节　健康及健康不平等的含义

健康不平等问题的分析从健康及健康不平等概念开始，从狭义和广义角度归纳健康的含义，并分析其含义的内在特征，归纳总结影响健康的四大影响因素，最后延伸到健康不平等的概念，分别从经济学、社会学、法学三个角度进行解释定义。

一、健康的含义

（一）狭义健康的含义

健康的英文是：Wellness，健康状况的英文是：Health，狭义健康的概念一般认为是身体各方面机能运转正常，表现为身体没有疾病。健康是什么？医生和患者的理解和定义都不尽相同，而且还会因时间和地点的不同而产生变化，在《辞海》中关于健康的解释是："人体各器官系统发育良好、功能正常、体质健壮、精力充沛并具有良好劳动效能的状态。通常用人体测量、体格检查和各种生理指标来衡量。"[①] 这种对健康的理解被定义为狭义的健康。

（二）广义健康的含义

我国有一个传统的说法："体壮曰健，心怡曰康"。就是说，"健"是指身体强壮，"康"是指心情舒畅，"健康"两个字就包括生理和心理两个方面。1946年世界卫生组织（WHO）成立时在组织宪章中所提到的健康含义："只有在身体、心理和社会适应上都呈现完满状态才能称之为健康，而不仅仅指没有疾病或生病的状态。"（Health is a state of complete physical, mental and social well-being and not merely the absence of disease or infirmity. WHO,

① 夏征农，陈至立．辞海（第六版）[M]．上海：上海辞书出版社，2010.

1948）这个健康的定义表明健康不仅仅是身体上没有疾病，而更应该被定义成为一种社会状态的和谐平衡，是各方面都处于稳定的良好状态，而且这种状态是突出各方面处于良好状态的共同性，强调人与自然、人与社会相互形成的一种平衡关系。

1. 健康是身体上没有疾病

健康在身体上没有疾病表现就是身体四肢健全、活动自如，身体器官发育良好、运转正常，身体状态充满活力、精力满满的良好状态。也表现为吃饭时不明显挑选食物，身体各项消化功能正常，能顺利快速吃完。消化系统正常，能正常排泄，肠胃功能较好。睡眠时间正常，能快速入睡，睡眠质量好，睡后精神状态好。口齿清楚，语言流利，说话表达式思路清楚，思维敏捷。动作敏捷，行动自如，精力十足。

2. 健康是心理上达到平衡

心理是指人的思想、感情等内心活动。心理平衡是一种特定的心态，是现代健康的一个重要标志。健康也是在心理上达到平衡的一种状态，主要表现为拥有稳定和完备的心理特征，各项心理活动与所处外部环境相互协调统一，自身心理需求能得到有效满足，保持良好心理状态和平衡，与外部身体状态和谐一致①。生命在于身体平衡，生命更在于心理平衡。心理平衡，心情愉悦，还会促使体内分泌“内啡呔”等有益激素，使人精力充沛，免疫功能增强，有利于增进健康，延年益寿。

3. 健康是社会适应上完美

健康的社会适应是指个人在社会生活环境中能很好实现自我社会角色，在与其他社会成员的交往和相互联系中能保持良好的人际关系。健康在社会适应上的完美状态也体现在与其他社会成员和谐共处，保持愉悦的心情，在社会交往中保持自信，能顺畅表达自己的想法和听取他人的观点，能懂得帮助他人或求得他人帮助，能积极承担社会责任和履行社会义务。健康在社会适应上表现为融入社会，适应社会各种环境，面对各种问题有自控能力，保持身心平衡。同时也乐于帮助他人，与人交往平和，乐善好施，不斤斤计较。

---

① 丽欣．平衡心理才能拥有健康［J］．兵团建设，2011.

二、健康概念的特征

（一）健康具有主观性与客观性

马克思主义辩证唯物主义是将辩证法和唯物主义相结合的哲学理论，而作为其中重要的组成部分——辩证唯物主义认识论，是人类认识客观世界和改造客观世界的基础理论。辩证唯物主义认识论认为世界上所有客观事物都是可以认知的，人类可以通过实践认知客观事物并且可以从表象背后认识本质，同时所有客观事物都是独立存在的，并不会以人类的主观意识而改变。实践是决定认识的基础，是认识的来源和动力，同时认识也会反作用于实践。辩证唯物主义认识具有反复性、无限性和前进性。一个概念的形成，是人们对于某一客观事物本质特性进行认识的结果，它是人们反映事物本质属性的一类思维产物。人的认识与客观事物本身存在辩证关系，即人的认识是客观事物在人头脑中的反映，就是人对客观事物的主观映像。在此种情况下，人对客观事物本身的认识就一定受到人本身的条件制约和主观因素影响。但是，这些人本身条件制约和主观因素影响，并不妨碍我们对于客观事物进行科学认识，从而掌握其内在本质规律，从而真实再现客观事物的原貌。从理论角度讲，能够符合科学认识的健康概念，不但是一种人们对于客观事物的主观映像，同时也是对客观事物的真实反映，从而具有主观性和客观性的统一特性。然而，对于如何能够科学地认识健康概念，却并非一个轻而易举的事情，由于健康概念是一个属性概念，所以人们对于健康概念的理解就一定与人们的主观评价和心理感受相关，也同时与自身身体、心理状态的客观情况有关，健康在主观上反映的是人们对自身心理状态的一种主观认识和平衡，表现为拥有稳定和完备的心理特征，各项心理活动与所处外部环境相互协调统一，自身心理需求能的得到有效满足，保持良好心理状态和平衡，与外部身体状态和谐一致。生命在于身体平衡，生命更在于心理平衡。心理平衡，心情愉悦，还会促使体内分泌“内啡呔”等有益激素，使人精力充沛，免疫功能增强，有利于增进健康，延年益寿。健康在客观上也反映的是人们对自身身体机能和健康状况的一种客观存在，表现为没有疾病表现就是身体四肢健全、活动自如，身体器官发育良好、运转正常，身体状态充满活力、精力满满的良好状态。因此健康的概念同时具有主观性与客观性的双重特性。

（二）健康具有抽象性与具体性

健康是一个属性概念。属性概念是一个逻辑学中的基本概念，它与实体概念一起组成逻辑学中基本思维形式。属性概念也称为抽象概念，是对抽象的客观事物性质的概括；实体概念也称为具体概念，是对具体的客观事物性质的概括。按照逻辑学分析视角，具体性、个别性、特殊性是客观存在的事物具备的特征，而抽象性、一般性、普遍性是属性概念和实体概念都应该具备的特征。实体概念虽然针对对象是客观事物，但它对客观事物性质的概括，本身也具有抽象性，而属性概念是对抽象的客观事物性质的再抽象。健康是一个表述事物属性的兼类词，可以作为形容词，也可以作为名词，但无论其词性如何，这个概念的所指都不是事物实体本身，而是事物的属性。例如，说某个区域的个人不健康，是指生活在这个区域的个人处于“一种身体或心理处于不正常的状态”，即指生活在这个地区的个人具有不健康的属性。因此从这个角度讲，健康就是一个属性概念，而非实体概念，这也是我们科学辩证地认识健康概念的重要逻辑基础。按照辩证逻辑的观点，任何一个属性概念都是抽象的，但也是具体的。因为从辩证的角度来看，抽象与具体是对立统一的一对概念范畴。从现实和客观走向理论世界的过程是抽象化过程，而从理论世界走向现实和客观的过程是具体化过程。可以这么理解，具体得不能再具体就得出客观存在，抽象得不能再抽象就得出哲学的思想体系。物质是对客观事物最抽象的描述，物质的唯一属性就是客观实在性，而具体事物的属性是无穷的，在抽象的过程中，属性逐步减少，即内涵缩小，但是外延却逐步扩大，这也是逻辑学的一个基本规律。健康作为一个属性概念，这一概念不可能脱离具体的客观对象而独立存在，说到健康或不健康，就必然与某个人、某个地区等客观的个体对象相联系，也必然与它所缺乏的具体价值对象联系起来，比如身体无疾病、心理平衡等。正是由于这些必然联系，说明了健康这一概念既在形式上具有抽象性，也在内容上具有具体性，健康概念具有具体性与抽象性的双重特性。

三、健康的四大影响因素

世界卫生组织通过多项研究发现，对个人健康产生本质影响的有以下几种因素：第一是基因学因素，影响程度占到15%。第二是行为因素，影响程度能占到60%、第三是环境因素，影响程度占到17%，第四是卫生服务因素，影响程度占到8%。

表 3-1　健康四大影响因素表

序号	健康影响因素	影响程度占比	影响因素解释
1	基因学因素	15%	基因学因素（对健康和寿命的影响占15%）。人是由分子、细胞、组织、器官和系统构成的超高度复杂的人体，机体自身完成一系列生命现象：新陈代谢、生长发育、防御侵袭、免疫反应、修复愈合、再生代偿等，按照亲体的遗传模式进行世代繁殖。遗传不是可改的因素，但心理因素可以修改，保持一个积极心理状态是保持和增进健康的必要条件。影响健康的生物因素包括由病原微生物引起的传染病和感染性疾病；某些遗传或非遗传的内在缺陷、变异、老化而导致人体发育畸形、代谢障碍、内分泌失调和免疫功能异常等。在社区人群中，特定的人群特征如年龄、民族、婚姻、对某些疾病的易感性、遗传危险性等，是影响该社区健康水平的基因学因素。
2	行为因素	60%	行为与生活方式因素（对健康和寿命的影响占60%）是指人们受文化、民族、经济、社会、风俗、家庭和同辈影响的生活习惯和行为。包括危害健康行为与不良生活方式。生活方式是指在一定环境条件下所形成的生活意识和生活行为习惯的统称。不良生活方式和有害健康的行为已成为当今危害人们健康，导致疾病及死亡的主因。在我国前三名死因中是恶性肿瘤、脑血管和心脏病，这些疾病是由生活习惯和不良卫生行为所引起的。
3	环境因素	17%	环境因素（对健康和寿命的影响占17%）包括自然环境与社会环境，所有人类健康问题都与环境有关。污染、人口和贫困，是当今世界面临的严重威胁人类健康的三大社会问题。社区的地理位置、生态环境、住房条件、基础卫生设施、就业、邻居的和睦程度等都不同程度地影响着社区的健康。社会环境涉及政治制度、经济水平、文化教育、人口状况、科技发展等诸多因素。良好的社会环境是人民健康的根本保证。
4	卫生服务因素	8%	卫生服务因素（对健康和寿命的影响占8%）。一个国家的卫生服务范围、内容与质量，以及医疗卫生条件都直接关系到人的生、老、病、死及由此产生的一系列健康问题。长期以来我国普遍存在的看病难问题一直困扰广大人民群众，全国卫生资源总体不足，资源配置不均，城乡差异过大，医疗机构覆盖面不广等卫生服务因素都影响着人们的健康水平。

四、健康不平等的解释

对于健康不平等的解释，国际上流行三种观点，综合比较来看，第一是世界卫生组织更偏重健康状况的不平等，主要体现在各种因素影响下的健康的状况差异；第二是阿玛蒂亚·森的定义更偏重于健康获得的机会不平等，主要表现为不同群体在健康资源获取和健康权享有等方面面临机会不平等；第三是 Braveman 等学者的定义更偏重于量化计量角度展现不平等现状，主要通过量化测量展现出不同群体健康差异和获取机会不平等。本文立足于这三个主流观点之上，先从狭义和广义的角度解释健康不平等，同时从经济学、社会学、法学三个不同角度诠释健康不平等的内在含义，为后续研究开展奠定概念基础。

从狭义上解释，健康不平等是指一个国家或地区一定时期内不同人群之间的健康状况分布差异，人们的健康状况与其社会经济特征相连，不同社会经济特征的人群具有不同的健康状况，群体之间存在明显差异。而从广义上解释，健康不平等不仅包括身体健康状况的显著差异，也应该包括获得良好身体健康状况的机会差异，这些差异表现在医疗资源配置上的不平等、医疗服务可及性的不平等、医疗筹资体系的不平等、医疗制度的不平等等方面，获取健康机会的不平等大大加剧了健康状况的不平等。在健康卫生医疗领域，健康权利人人平等，本来就不应该出现因为收入、社会地位、特权等原因而产生明显差异的现象，而应该是以健康需求为导向。健康不平等现状大大影响了社会公平，每个公民都应该在健康出现需求时获得平等机会、获得健康卫生医疗服务的权利，消除健康不平等就是实现社会公平，强调机会平等。因此健康不平等的衡量标准不仅衡量健康结果，而应该同时从获取健康卫生资源的机会平等角度衡量。

（一）经济学中的健康不平等解释

首先，经济学中健康是被定义为一种重要的人力资本，个人可以通过后期对健康的不断投资而形成资本存量，以达到良好身体和心理状态，保持良好健康水平，同时与教育、收入等其他人力资源因素相互作用。其次，健康也被视为一种重要稀缺资源，国家通过健康卫生资源的合理有效配置促进国民健康水平的提高。著名经济学家萨缪尔森在其著作中《经济学》中将健康不平等问题定位为一个用不消失的问题，对于健康不平等问题的经济学解释，最主流的应该是政治经济学派，他们认为健康不平等主要是由于社会经济层级和资源分配的选择造成的，该学派呼吁开发一套社会财富和权力等资源均匀分配的经济和社会制度，缓解健康不平等现象。从经济学的人力资本理论解释，健康不平等就是个体由于收入、职业、环境等多方面因素影响导致健康差异，包括身体状况差异和后续健康投资差异，进而造成健康不平等现象。从经济学的资源配置理论解释，健康不平等就是健康卫生医疗资源的配置上存在明显差异导致不同区域、不同阶层在健康资源利用上的不平等，进而导致健康状况的显著差异。

（二）社会学中的健康不平等解释

社会学中健康是一种完整、良好的积极状态，表现为没有疾病、没有不适、没有失衡等完整良好状态。突破传统的对健康的理解源于著名美国社会学家的社会健康理论[①]，帕森斯认为健康是已完成社会化的个人完成角色和任务的能力处于最适当的状态，它与个人性别、年龄、受教育程度等相关。从此引申出社会学对健康不平等的理解就是健康不平等是对个人希望完成角色和任务能力的干扰，由健康不平等造成个人身体和心理不完整、不良好的状态也被看成是一种偏离社会行为的表现。健康不平等已经成为一个大众普遍关注的社会问题，从社会学角度定义健康不平等，指的是在一个社会当中，不同的社会主体在社会生活和社会活动中处于不同等待遇，有明显差异的健康状态，是在健康领域享受权利和履行义务不对等不平等状态。

（三）法学中的健康不平等解释

健康权是公民应该享有的一项基本权利，是公民正常从事工作和生活的前提条件，政府作为健康权的责任主体，需要创造环境和条件最大限度使全体公民拥有健康，公民健康权的实现依赖政府责任的履行。健康不平等实际体现的是公民健康权没有得到有效保护和实现，健康权作为一项重要的人权，需要国家层面承担应尽的国家义务。健康权不仅仅是对健康权利的保护，同

---

① ［美］F.D. 沃林斯基 . 健康社会学［M］. 孙牧红等，译 . 北京：社会科学文献出版社 . 1999.

时也是享有各种对于实现最高可能达到的健康标准所必需的设施、物品、服务和条件的权利，政府在公民实现健康权中应该成为承担保障者角色，履行国家义务，保障卫生资源配置的平等，为全体公民提供平等的健康卫生医疗资源、服务及各种卫生基础设施。从法学角度定义健康不平等，指的是公民在实现健康权时没有得到平等待遇，健康权没有得到有效保护和实现，同时政府作为健康权的责任主体，在保护健康权的原则性责任和具体性义务方面，没有做到有效履行和实施，使得公民的健康权利处于一种不平等状态。

第二节　我国健康卫生医疗概况及不平等问题

一、我国健康卫生医疗概况

（一）全国卫生总费用

全国卫生总费用是指一个国家政府通过多种筹资方式进行资金筹集，在一定时间内用于健康卫生医疗领域全部资金的总和，它综合反映一个国家政府对卫生领域的整体投入水平和重视程度，反映当地居民对医疗卫生医疗费用负担水平，同时也是评价该国家健康卫生医疗资金的筹资体系、资源配置、使用效果公平合理的综合体现。根据国家卫生和计划生育委员会公布的《2016年我国卫生和计划生育事业发展统计公报》提供的数据，2016年我国全国卫生总费用达46345亿元，全国人均卫生总费用达到3352元，卫生费用占GDP的比重达到6.2%，全国卫生总费用中：政府卫生费用13910亿元，在卫生总费用中占比30%，社会卫生费用19097亿元，在卫生总费用中占比41%，个人卫生费用13338亿元，在卫生总费用中占比29%（见表3-2）。

过去十年，我国卫生总费用从2006年9843亿元增长到2016年的46345亿元，年均增长率37.08%，卫生费用占GDP比重也由4.5%上升到6.2%，年平均增长率达到0.17个百分点，增长规模和增长速度都提高明显，也表明随着我国经济的快速发展，政府在健康卫生医疗领域的重视程度和投入力度逐年加大。

表 3-2　2015—2016 年全国卫生总费用明细

序号	总 类	类 别	2015 年	2016 年	增减
1	卫生总费用（亿元）	政府卫生费用	12476	13910	1436
		社会卫生费用	16507	19097	2590
		个人卫生现金费用	11992	13338	1344
2	卫生总费用构成（%）	政府卫生费用	30.40%	30%	-0.40%
		社会卫生费用	40.30%	41.20%	0.90%
		个人卫生现金费用	29.30%	28.80%	-0.50%
3	卫生费用占 GDP（%）		6%	6.20%	0.20%
4	人均卫生费用（元）		2980.8	3351.7	370.9

数据来源：2016 年我国卫生和计划生育事业发展统计公报《健康与管理》2017-9-15.

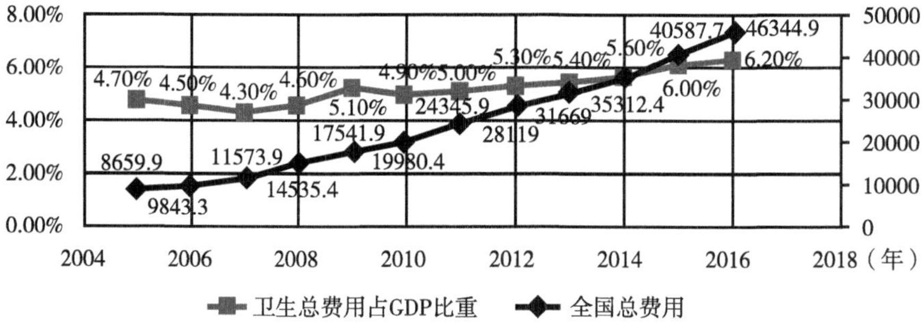

图 3-1　2004—2018 年全国卫生总费用图

（二）健康卫生医疗机构

健康卫生医疗机构主要包含医院、基层卫生机构、专业公共卫生机构等，根据 2016 年我国卫生和计划生育事业发展统计公报数据，全国健康卫生医疗机构总数累计已经达到 983394 个，其中：医院 29140 个，比 2015 年增加 1553 个；基层卫生机构 926518 个，比 2015 年增加 5478 个；专业公共卫生机构 24866 个，比 2015 年减少 7061 个。从健康卫生医疗机构类别细分来看，综合医院和社区卫生服务中心数量近几年基本保持没变，乡镇卫生院的数量是逐年递增的。

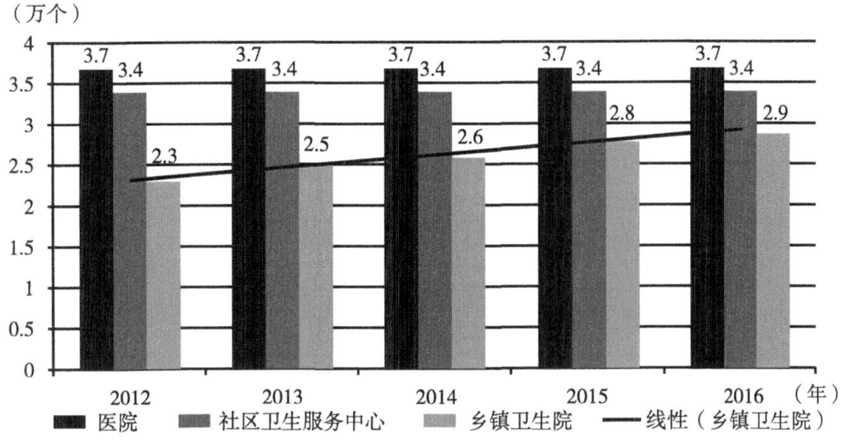

图 3–2　我国健康卫生医疗机构情况示意图

医院按性质主要分为公立医院和私立医院，按等级主要分为三级医院、二级医院、医院和未定级医院。基层卫生机构主要分为社区卫生服务中心、乡镇卫生院、诊所（医务室）和村卫生室。专业公共卫生机构分为疾病预防控制中心和卫生计生监督机构。

表 3–3　2015—2016 年各类医疗机构数和床位数表

序号	类别	机构数（个）		床位数（张）	
		2015 年	2016 年	2015 年	2016 年
	总计	983528	983394	7015214	7410453
1	医院	27587	29140	5330580	5688875
1.1	公立医院	13069	12708	4296401	4455238
1.2	民营医院	14518	16432	1034179	1233637
	三级医院	2123	2232	2047819	2213718
	二级医院	7494	7944	2196748	2302887
	一级医院	8759	9282	481876	517837
2	基层医疗卫生机构	920770	926518	1413842	1441940
2.1	社区卫生服务中心	34321	34327	200979	202689
	政府办	18246	18031	143002	144837
2.2	乡镇卫生院	36817	36795	1196122	1223891
	政府办	36344	36348	1183178	1210942
2.3	村卫生室	640536	638763	—	—

续表

序号	类别	机构数（个）		床位数（张）	
		2015 年	2016 年	2015 年	2016 年
2.4	诊所（医务室）	195290	201408	158	154
3	专业公共卫生机构	31927	24866	236342	247228
3.1	疾病预防控制中心	3478	3481	—	—
3.2	专科疾病防机构	1234	1213	40349	40048
3.3	妇幼保健机构	3078	3063	195352	206538
3.4	卫生计生监督机构	2986	2986	—	—
4	其他机构	3244	2870	34450	32410

（三）健康卫生医疗机构床位数

根据 2016 年我国卫生和计划生育事业发展统计公报数据，全国健康卫生医疗机构床位达到 741 万张，其中：医院 568.9 万张，占比达到 77%，比 2015 年增加 39.5 万张；基层卫生机构 144.2 万张，占比 19.5%，比 2015 年增加 2.8 万张；医院中，公立医院床位占 78.3%，民营医院床位占 21.7%。同时反映床位数拥有平均水平的指标：每千人口健康卫生医疗机构床位数，2016 年达到 5.37 张，比 2015 年增长 5.05%。整体看医院拥有床位数占据大部分，同时公立医院又占据了全部医院床位的大半部分，床位资源分布不均衡。

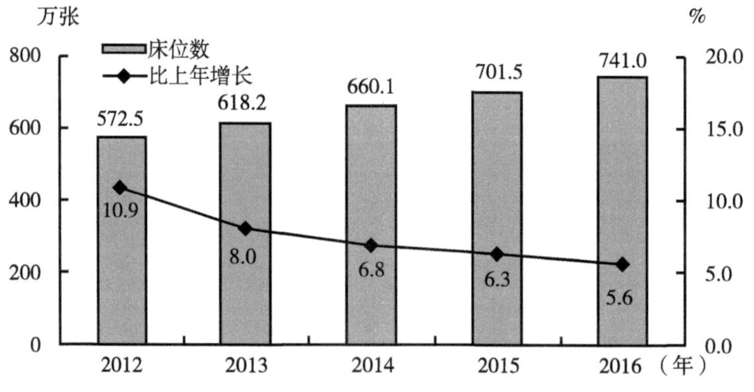

图 3-3　2012—2016 年全国卫生机构床位数及增长率

尽管医院数量与各项卫生资源及医疗服务指标均迅速增长，但由于受医护人员资源、医保定点资格、科研经费、医院评级等因素制约，我国民营医院所拥有的卫生资源数量以及在市场上提供的医疗服务数量仍远不能与公立医院相比。从表 3-4 可以看出，2015 年我国民营医院床位数量、卫生技术人员数量、诊疗人次数和入院人数在医院总数中占比均小于 20%。另外，民营医院医师日均担负诊疗人次、医师日均担负住院床日、病床使用率和出院者平均住院日均显著小于公立医院，说明民营医院在市场中所占规模及拥有的影响力仍有较大的提升空间。

表 3-4　2016 年全国公立医院与私立医院情况表

序号	项目	公立		民营	
		数量	占比	数量	占比
1	医院数量	13069	47.37%	14518	52.63%
2	床位数量	4296401	80.60%	1034179	19.40%
3	卫生技术人员（万人）	427.7	84.34%	79.4	15.66%
4	诊疗人次数（亿人次）	27.1	87.99%	3.7	12.01%
5	入院人数（万人）	13721	85.30%	2365	14.70%
6	医师日均 负担诊疗人次	7.6	—	5.5	—
7	医师日均负担住院床日	2.6	—	2.2	—
8	病床使用率（%）	90.4	—	62.8	—
9	出院者平均住院日	9.8	—	8.5	—

（四）健康卫生医疗人员总数

健康卫生医疗人员主要包含卫生技术人员、乡村医生和卫生员和其他管理工勤技能人员等；健康卫生医疗人员主要分布在医院、基层卫生机构和专业公共卫生机构；健康卫生医疗人员的技术职务主要分为高级、中级、初级和待聘。2016 年我国卫生和计划生育事业发展统计公报数据显示，全国健康卫生医疗人员总数达到 1117.3 万人，比 2015 年增加 47.9 万人。

按人员机构分布分（见表 3-5）：2016 年，医院有 654 万人，基层卫生机构有 368 万人，专业公共卫生机构有 87 万人；按技术职务分：高级占 7.6%，中级占 20.6%，初级占 61.4%。

表 3-5　2015—2016 年我国医疗机构卫生人员分布情况表　　单位：万人

序号	机构类别	人员数		卫生技术人员	
		2015 年	2016 年	2015 年	2016 年
	总计	1069.4	1117.3	800.8	845.4
1	医院	613.3	654.2	507.1	541.5
1.1	公立医院	510.2	534	427.7	449.1
1.2	民营医院	103.1	120.3	79.4	92.4
2	基层医疗卫生机构	360.3	368.3	225.8	235.4
2.1	社区卫生服务中心	50.5	52.2	43.1	44.6
2.2	乡镇卫生院	127.8	132.1	107.9	111.6
3	专业公共卫生机构	87.7	87.1	63.9	64.6
3.1	疾病预防控制中心	19.1	19.2	14.2	14.2
3.2	卫生计生监督机构	7.1	7.2	5.8	5.8
4	其他机构	8.1	7.8	3.9	3.8

表 3-6　2015—2016 年我国卫生人员情况表

序号	卫生人员类别	2015 年	2016 年
1	卫生人员总数（万人）	1069.4	1117.3
2	卫生技术人员	800.8	845.4
3	执业医师	303.9	319.1
4	注册护士	324.1	350.7
5	药师	42.3	43.9
6	技师	42.9	45.3
7	乡村医生和卫生员	103.2	100
8	其他技术人员	40	42.6
9	管理人员	47.3	48.3
10	工勤技能人员	78.2	80.9
11	每千人口执业医师	2.22	2.31
12	每万人口全科医生	1.37	1.51
13	每千人口注册护士	2.37	2.54
14	每万人口公共卫生人员	6.39	6.31

按人员类型分（见表 3-6）：2016 年，卫生技术人员 845 万人，比 2015 年增加 44.7 万人；乡村医生和卫生员 100 万人，比 2015 年减少 3.2 万人；其他技术人员 42.6 万人，比 2015 年增加 2.6 万人；管理人员 48.3 万人，比 2015 年增加 1 万人；工勤技能人员 80.9 万人，比 2015 年增加 2.7 万人。从

健康卫生医疗人员分布和增长数量来看，卫生技术人员占据绝大部分，医疗机构中医院拥有卫生技术人员最多，乡村医生和卫生员数量在逐年减少，城乡间的卫生医疗人员差距越拉越大。

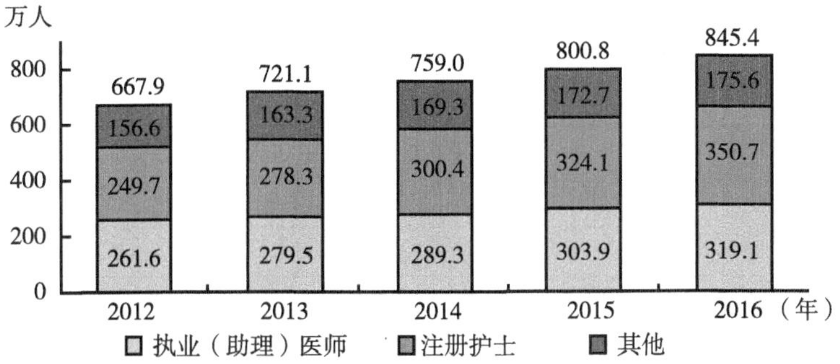

图 3-4　全国卫生人员类型情况示意图

（五）健康水平指标

按照国际现行健康水平的评价标准，目前主要用婴儿死亡率、人均期望寿命、孕产死亡率这三个指标来衡量一个国家或地区健康水平的指标。随着我国社会主义建设不断深入和经济实力的不断强大，我国在健康卫生医疗方面的投入逐年加大，全国健康水平也不断提高。根据目前公布的相关数据，我国婴儿死亡率 2016 年降低到 7.5‰，比 1981 年的 34.7‰下降 27.2‰；人均预期寿命 2016 年达到 76.5 岁，比 1981 年的 67.9 岁提高了 8.6 岁，孕产妇死亡率2016年降低到19.9／10万，比1990年的88.9／10万下降到69／10万，婴儿死亡率和孕妇死亡率大幅下降，人均预期寿命增长明显，健康水平指标得到显著改善。

表 3-7　2015—2016 年我国孕产妇及儿童保健情况表

序号	类　别	2015 年	2016 年
1	产前检查率（%）	96.5	96.6
2	产后访视率（%）	94.5	94.6
3	住院分娩率（%）	99.7	99.8
4	市	99.9	99.9
5	县	99.5	99.6

续表

序号	类　别	2015 年	2016 年
6	3 岁以下儿童系统管理率（%）	90.7	91.1
7	孕产妇系统管理率（%）	91.5	91.6

表 3-8　2015—2016 年监测地区孕产妇和儿童死亡率情况表

序号	机构类别	合计		城市		农村	
		2015 年	2016 年	2015 年	2016 年	2015 年	2016 年
1	孕产妇死亡率（1/10 万）	20.1	19.9	19.8	19.5	20.2	20
2	5 岁以下儿童死亡率（‰）	10.7	10.2	5.8	5.2	12.9	12.4
3	婴儿死亡率（‰）	8.1	7.5	4.7	4.2	9.6	9
4	新生儿死亡率（‰）	5.4	4.9	3.3	3	6.4	5.7

二、我国健康卫生资源的国际比较

改革开放以来，我国卫生资源从总费用、医疗机构、床位数等多个方面都有了较快增长，但与国际其他国家相比仍有不小差距，其中人均卫生总费用指标水平与国际可比国家差距明显。我国人均卫生总费用水平近年来也始终保持两位数的增速，从 2010 年的 1490 元增长至 2015 年的 2952 元，年均复合增长率达到 14.7%。近年来我国人均卫生总费用及其增长情况如图 3-5 所示。

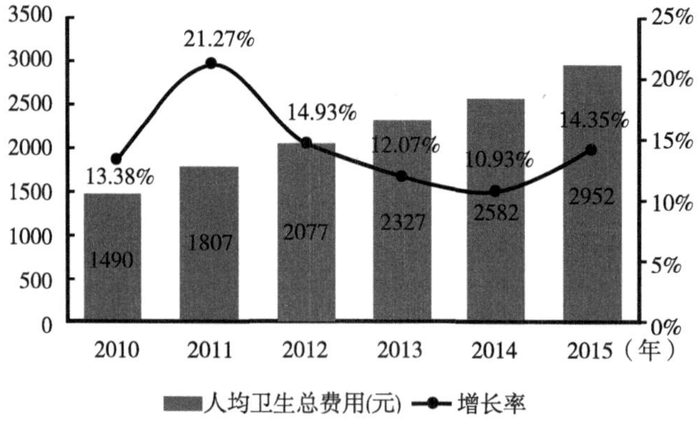

图 3-5　我国人均卫生总费用及增长率示意图

根据世界银行的数据，2016 年我国的人均健康卫生医疗费用为 500 美元，远低于美国的 9403 美元，同时也低于德国、法国、英国、日本、意大利、巴西、俄罗斯等国，说明我国的医疗服务市场规模仍有较大的提升空间。

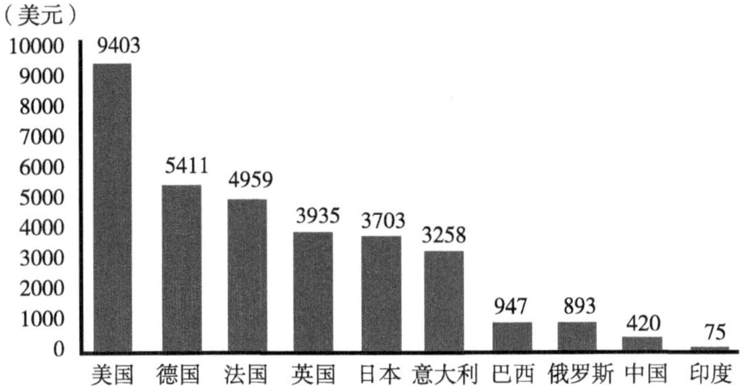

图 3-6　世界主要国家人均卫生费用对比图

数据来源：世界卫生组织网站 http：//www.who.int/zh/.

三、我国健康不平等现状的差异比较

我国经过 40 年的改革开放，社会面貌和经济规模都取得了飞速发展，人们生活水平和健康水平也得到显著提高，但高速发展的同时也出现了不平等、不均衡等问题，在健康卫生医疗领域问题也比较突出。传统的经济学主要关心社会经济活动中的生产、交换以及分配和消费的问题，也就是物质财富的增长问题，但随着社会经济的不断发展，分配不平等问题、健康不平等、贫富分化问题日渐凸显。福利经济学是研究社会经济福利的一种经济学理论体系，该理论是从社会经济福利的分析视角，对现有经济运行状况进行社会评价的一门经济学分支，通过分析得出该经济运行体系对社会福利的增加还是减少，该理论对于稀缺资源配置效率评价也有较好效果。健康作为一种重要的社会福利，在现代社会发展中越来越得到重视，本章就依据福利经济学理论分析框架对健康不平等问题开展分析论证，归纳总结现实生活中各种健康不平等现状，以卫生医疗资源作为标准，从区域间、城乡间、群体间三个维度对我国健康不平等的现状进行差异比较。

（一）健康不平等的区域差异

我国国土面积960万平方公里，幅员广阔，各地经济发展水平有较大差异，因此导致了卫生资源配置水平也存在很大差异。我国经济区域大体划分为东部地区、中部地区、西部地区，按照这个区域划分，东、中、西部区域的健康水平也存在明显差异，经济发达的东、中部地区在人均期望寿命、婴儿死亡率等健康指标明显优于西部区域，并且这种不平等差距越拉越大。以我国2015年全国卫生数据为例（见表3–9），从卫生机构数量上来看，东部地区比中部地区和西部地区多出近一倍；从卫生人员来看，东部地区比中部地区多近9个百分点，比西部地区多近34个百分点；从医疗机构数量和人员数量上看，东部地区的健康卫生医疗资源质量明显高于中西部，区域之间存在较大健康资源配置不平等。

表3–9　2015年我国东、中、西部医疗资源情况表

序号		西部地区	中部地区	东部地区	全国合计
1	医院（个）	8950	8051	10586	27587
2	卫生服务站（个）	4321	5236	15958	25515
3	卫生服务中心（个）	2073	2496	4237	8806
4	门诊部（个）	2167	2519	8596	13282
5	妇幼保健院（个）	1124	983	971	3078
6	专科疾病防治院（个）	201	517	516	1234
7	急救中心（个）	70	98	177	345
8	执业医师（人）	420280	519124	562101	1501505
9	注册护士（人）	419472	444342	484820	1348634
10	每千人口执业医师	2.1	2.1	2.4	2.2
11	每千人口注册护士	2.3	2.2	2.5	2.4

数据来源：国家卫生和计划生育委员会.2016中国卫生和计划生育统计年鉴［M］.中国协和医科大学出版社.2017.

按我国行政区域划分，我国含23个省、5个自治区、4个直辖市和2个特别行政区，以医疗卫生机构数这项指标来看，以2016年为例，四川省拥有医疗卫生机构数量最多，为79513个，宁夏回族自治区拥有医疗卫生机构数量最少，为4254个，这两个区域的卫生机构数量相差近19倍，差距巨大。

表 3-10 2010—2016 年全国部分区域医疗卫生机构数统计表 单位：个

序号	地区	2016	2015	2014	2013	2012	2011	2010
1	四川省	79513	80109	81070	80037	76557	75815	74283
2	河北省	78795	78594	78895	78485	79119	80185	81403
3	山东省	76997	77259	77012	75426	68840	68275	66967
4	河南省	71271	71394	71154	71464	69258	76128	75741
5	湖南省	61055	62646	61571	62210	58612	59634	59359
6	广东省	49079	48320	48085	47835	46534	45930	44880
7	山西省	42204	41002	40777	40281	40192	40339	41098
8	江西省	38272	38557	38873	38902	39509	39154	34068
9	陕西省	36598	37030	37247	37137	36271	36396	35696
10	湖北省	36354	36179	36077	35631	35240	35625	34269
11	辽宁省	36131	35236	35441	35612	35792	35229	34805
12	广 西	34253	34439	34667	33943	34152	34026	32741
13	江苏省	32117	31925	31995	30998	31050	31680	30956
14	浙江省	31546	31137	30358	30063	30271	30515	29939
15	甘肃省	28197	27799	27916	26697	26401	26632	26673
16	贵州省	28017	28712	28995	29177	27404	25943	25420
17	福建省	27656	27921	28030	28175	27276	27147	27017
18	安徽省	24385	24853	24824	24645	23275	22884	22997
19	云南省	24234	24181	24281	24264	23395	23248	22888
20	内蒙古	24002	23886	23426	23257	23046	22908	22565
21	吉林省	20829	20612	19891	19913	19734	19785	19385
22	黑龙江	20375	20752	21229	21369	21158	21749	22073
23	重庆市	19933	19806	18767	18926	17961	17650	17495
24	新 疆	18825	18798	18873	18663	18320	17412	16000
25	北京市	9773	9771	9638	9683	9632	9495	9411
26	西 藏	6835	6814	6795	6725	6660	6602	4960
27	青海省	6291	6223	6241	6020	5948	5887	5781
28	天津市	5443	5223	4990	4689	4551	4428	4542
29	海南省	5144	5046	5075	5011	5154	4816	4678
30	上海市	5016	5016	4984	4929	4845	4740	4708
31	宁 夏	4254	4288	4255	4231	4140	4132	4129

数据来源：国家卫生和计划生育委员会.2010—2016 中国卫生和计划生育统计年鉴［M］. 中国协和医科大学出版社. 2017.

（二）健康不平等的城乡差异

随着我国社会主义建设的步伐不断深入和加快，城镇化水平也逐年提高，农村人口逐步从农村向城市转移，但整体来看，我国农村人口占据我国总人口的比重仍然较高。2000 年第五次全国人口普查中，农村人口 80739 万，占总人口的 64%，2010 年第六次人口普查中，农村人口 67414 万，占总人口的 50.32%。从 2015 年全国人口普查结果来看，城镇常住人口 74916 万人，乡村常住人口 61866 万人，农村常住人口占总人口比重为 45.23%。但我国健康卫生医疗资源在城镇和农村之间的分配与人口比例并不匹配。我国目前城市医疗资源占我国全部医疗资源 70% 以上，而农村医疗资源占比不足 30%，城乡医疗资源配置存在严重不平等。城市的医生等人力资源相对过剩，而农村卫生服务人员总量不足，医疗水平低下，在贫困地区绝大多数卫生院十分缺乏预防、保健等医务人员。同时城市的医疗机构床位数是农村的好几倍，农村只拥有少量的医疗机构，且设备落后，条件差，无法满足农民的基本医疗服务需求。根据国家卫生和计划生育委员会自 2000 年以来的统计数据（见表 3-11），全国卫生总费用逐年增长，城市卫生总费用和农村卫生总费用都有了很大增长，但在总规模不断增长的同时也暴露出城乡不平等现象，特别是城乡人均卫生费用的巨大差异，我国农村卫生总费用和人均卫生费用都在逐年增长，但费用水平远低于全国和城市平均水平，而且这种差距有逐年增大的趋势。

表 3-11　2000—2015 年全国城市农村卫生总费用情况表　　单位：亿元

序号	年份	全国卫生总费用	城市卫生总费用	占比	农村卫生总费用	占比	城市人均卫生费用	农村人均卫生费用
1	2000	4586.63	2624.24	57%	1962.39	43%	812.9	214.90
2	2001	5025.93	2792.95	56%	2232.98	44%	841.2	244.80
3	2002	5790.03	3448.24	59%	2341.79	41%	987.1	259.30
4	2003	6584.11	4150.32	63%	2433.78	37%	509.5	274.70
5	2004	7590.29	7590.29	65%	2651.08	35%	1261.9	301.60
6	2005	8659.91	8659.91	73%	2354.34	27%	1126.4	315.80
7	2006	9843.34	7174.73	73%	2668.61	27%	1248.3	361.90
8	2007	11573.97	8968.71	77%	2605.27	23%	1516.3	358.10

续表

序号	年份	全国卫生总费用	城市卫生总费用	占比	农村卫生总费用	占比	城市人均卫生费用	农村人均卫生费用
9	2008	14535.41	11251.91	77%	3283.51	23%	1861.8	454.80
10	2009	17541.91	11353.61	71%	4006.31	29%	2176.6	562.00
11	2010	19980.39	15508.62	78%	4471.77	22%	2315.5	666.30
12	2011	24268.78	18542.31	76%	5276.41	24%	2695.1	871.60
13	2012	28119.01	21280.46	76%	6838.54	24%	2999.3	1064.80
14	2013	31668.95	23644.95	75%	8024.01	25%	3234.1	1274.40
15	2014	35312.41	26575.61	75%	8736.81	25%	2581.7	1558.30
16	2015	40974.64	31140.72	76%	9833.91	24%	—	—

数据来源：国家卫生和计划生育委员会.2016 中国卫生和计划生育统计年鉴 [M]. 中国协和医科大学出版社.2017.

健康卫生医疗资源城乡差距的另外一个重要资源就是卫生人力资源的差距，卫生人力资源的差距也直接决定了城乡卫生医疗服务水平的差异，主要差异表现在卫生技术人员总数、执业（助理）医师、注册护士等指标上。从单年总量规模来看，2015 年城市全部医院人员合计 386 万人，农村 227 万人，相差 159 万。从近 15 年纵向发展来看，2000 年城市每千人口卫生技术为 5.17 人，农村仅为 2.41 人，城乡差距 2.14 倍。经过十五年的发展，城乡每千人口卫生技术人员在绝对数量上都有所增加，到 2015 年城市每千人口卫生技术人员增长到 10.21 人，较 2000 年增长 97.48%；农村每千人口卫生技术人员为 3.90 人，较 2000 年增长 61.82%，城乡差距越来越大。同时城市每千人口执业医师城市 3.72 人，农村 1.55 人，相差 2.4 倍，城市每千人口注册护士 4.58 人，农村 1.39 人，相差 3.29 倍，城乡差距明显。

表 3-12　我国城乡每千人口卫生技术人员数量变化情况（2000—2015 年） 单位：人

年份	卫生技术人员			执业（助理）医师			其中执业医师	注册护士		
	城市	农村	合计	城市	农村	合计		城市	农村	合计
2000	5.17	2.41	3.63	2.31	1.17	1.68	1.30	1.64	0.54	1.02
2001	5.15	2.38	3.62	2.32	1.17	1.69	1.32	1.65	0.54	1.02
2002	—	—	3.41	—	—	1.47	1.17	—	—	1.00
2003	4.88	2.26	3.48	2.13	1.04	1.54	1.22	1.59	0.50	1.00

续表

年份	卫生技术人员			执业（助理）医师			其中执业医师	注册护士		
	城市	农村	合计	城市	农村	合计		城市	农村	合计
2004	4.99	2.24	3.53	2.18	1.04	1.57	1.25	1.63	0.50	1.03
2005	5.82	2.69	3.50	2.46	1.26	1.56	1.24	2.10	0.65	1.03
2006	6.09	2.70	3.60	2.56	1.26	1.60	1.28	2.22	0.66	1.09
2007	6.44	2.69	3.72	2.61	1.23	1.61	1.30	2.42	0.70	1.18
2008	6。68	2.80	3.90	2.68	1.26	1.66	1.35	2.54	0.76	1.27
2009	7.15	2.94	4.15	2.83	1.31	1.75	1.43	2.82	0.81	1.39
2010	7.62	3.04	4.39	2.97	1.32	1.80	1.47	3.09	0.89	1.53
2011	7.90	3.19	4.58	3.00	1.33	1.82	1.49	3.29	0.98	1.66
2012	8.54	3.41	4.94	3.19	1.40	1.94	1.58	3.65	1.09	1.85
2013	9.18	3.64	5.27	3.39	1.48	2.04	1.67	4.00	1.22	2.04
2014	9.70	3.77	5.56	3.54	1.51	2.12	1.74	4.30	1.31	2.20
2015	10.21	3.90	5.83	3.72	1.55	2.22	1.84	4.58	1.39	2.37

数据来源：国家卫生和计划生育委员会.2016中国卫生和计划生育统计年鉴［M］.中国协和医科大学出版社.2017.

注：2002年以前执业（助理）医师数系医生，执业医师数系医生，注册护士数系护士；城市包括直辖市区和地级市区，农村包括县及县级市。

（三）健康不平等的群体差异

我国现有近14亿人口，随着我国社会的不断发展，我国在健康卫生医疗方面的投入逐年加大，全国人民健康水平也不断提高，衡量一个国家健康水平的人均期望寿命、婴儿死亡率、孕产死亡率三个指标也得到显著改善，我国婴儿死亡率2016年降低到7.5‰，比1981年的34.7‰下降27.2‰；人均预期寿命2016年达到76.5岁，比1981年的67.9岁提高了8.6岁，孕产妇死亡率2016年降低到19.9／10万，由1990年的88.9／10万下降到69／10万。但健康水平显著改善的同时，各种群体的健康状况却出现了不同程度的不平等问题。以两周患病率这个健康指标为例，根据2016年中国卫生统计年鉴中的数据分析，我国人群中不同性别、不同年龄、不同学历、不同居民、不同就业等群体的两周患病率都有不同差异。

表 3-13 2003—2013 年全国卫生服务调查地区不同群体两周患病率情况

序号	指标名称	合计			城市			农村		
		2003 年	2008 年	2013 年	2003 年	2008 年	2013 年	2003 年	2008 年	2013 年
1	调查人数	193689	177501	273688	49698	46510	133393	143991	130991	140295
2	患病人次数	27696	33473	66067	7614	10326	37660	20082	23147	28407
3	两周患病率（%）	14.3	18.9	24.1	15.3	22.2	28.2	13.9	17.7	20.2
不同性别两周患病率（%）										
1	男性	13.0	17.0	22.4	13.5	20.3	26.8	12.9	15.9	18.3
2	女性	15.6	20.7	25.9	17.0	24.0	29.6	15.1	19.4	22.2
不同年龄两周患病率（%）										
1	0–4 岁	13.3	17.4	10.6	10.4	14.7	11.5	14.0	18.0	9.9
2	5–14 岁	7.2	7.7	5.3	6.1	6.4	5.7	7.5	8.0	5.0
3	15–24 岁	5.0	5.0	3.7	4.0	5.1	4.2	5.2	5.0	3.3
4	25–34 岁	8.2	7.5	5.7	6.0	6.3	5.9	9.0	8.0	5.3
5	35–44 岁	12.6	13.6	12.4	10.0	10.2	12.9	13.6	14.8	12.0
6	45–54 岁	19.2	22.7	24.3	16.3	21.4	26.3	20.3	23.3	22.5
7	55–64 岁	25.2	32.2	42.0	25.8	35.5	47.0	24.9	31.0	37.0
8	65 岁及以上	33.8	46.6	62.2	39.7	58.1	73.6	30.2	39.8	48.8
不同学历两周患病率（%）										
1	文盲	24.9	33.8	42.1	32.7	42.7	52.4	23.8	32.5	37.4
2	小学	17.9	24.6	34.7	25.1	36.9	46.0	16.7	22.4	28.2
3	初中	11.7	15.5	23.1	15.1	24.0	31.0	10.5	12.9	16.6
4	高中	10.6	14.3	22.2	11.1	17.6	25.0	10.0	10.9	16.7
5	中专	14.1	17.9	24.8	16.2	22.1	28.5	9.8	9.9	14.2
6	大专	11.5	16.1	17.6	12.3	18.1	19.0	7.6	8.1	11.2
7	大学及以上	11.7	14.3	15.1	12.1	15.5	16.3	7.6	5.9	7.4
不同居民两周患病率（%）										
1	城镇职工	17.8	28.4	38.3	18.2	28.6	38.9	15.5	26.6	33.0
2	城镇居民		14.6	23.6		14.2	22.9		16.7	26.2
3	农村农民	13.8	17.8	19.7	15.1	21.2	22.0	13.5	17.7	18.8
不同就业两周患病率（%）										
1	在岗	14.5	16.8	18.7	9.8	11.5	17.3	15.4	17.9	19.8
2	离退休	33.4	46.3	63.2	33.6	47.2	64.4	32.2	39.9	53.9
3	学生	4.6	4.7	3.4	4.1	4.7	3.9	4.8	4.8	2.9

续表

序号	指标名称	合计			城市			农村		
		2003 年	2008 年	2013 年	2003 年	2008 年	2013 年	2003 年	2008 年	2013 年
4	无业	19.5	28.9	39.5	15.5	22.2	38.7	29.1	33.6	40.2

数据来源：国家卫生和计划生育委员会.2016 中国卫生和计划生育统计年鉴［M］. 中国协和医科大学出版社.2017.

从不同性别来看，城乡居民的两周患病率都展现出女性高于男性，同时男性、女性的患病率都在不断上升。从不同年龄来看，城乡居民的两周患病率总体展现高龄人群和低龄人群普遍偏高。从不同学历来看，城乡居民的两周患病率总体展现出高学历人群患病率低，低学历人群患病率高。从不同居民来看，拥有城镇职工基本医疗保险和城镇居民基本医疗保险的城镇群体两周患病率高于拥有农村新农合基本医疗保险群体。从不同就业来看，学生群体的两周患病率最低，离退休群体两周患病率最高，同时在岗、事业、离退休、无业四类人群的患病率在上升。

综合分析以上区域、城乡、群体三个维度的差异，从表面上看，都是表明了我国从区域、城乡、群体三个维度在健康卫生资源上的差异，直接表现出了健康不平等现象，反映出现实状况中卫生制度、资源配置、性别、年龄、学历、就业等方面与健康不平等的相关性。透过现象看本质，造成这些差异的本质原因有人力资本因素和非人资本因素。本章后续研究就从寻找健康不平等的形成原因入手，利用人力资源理论分析框架，分析归纳非人力资本因素和人力资本因素两大原因，并且从微观和宏观两个角度归纳总结健康不平等的四种表现形式。

第三节　健康不平等的形成原因

造成健康不平等的原因很多，并且随着时间的推移会产生变化，各种影响因素会彼此关联、相互作用。健康作为重要的人力资本被逐渐得到重视，人力资本理论是分析健康不平等成因的重要理论基础，人力资本理论的发源可以追溯到古典经济学时期，经过不断发展，在 20 世界中后期逐步形成了现代人力资本理论，也是人力资本理论成为西方经济学中一个重要的分支，

1979 年诺奖获得者西奥多·W·舒尔茨（Thodore W. Schults）是公认的人力资本理论的构建者，被认为是人力资本理论之父。根据人力资本理论关于人力资本需求与供给、生产与消费、投资与收益等理论指导，健康作为重要的人力资本同时具有投资与消费的双重属性，同时平等是一个规范性命题，是社会公正追求的核心价值，是公平正义的历史所然，造成健康不平等的原因同时包含非人力资本因素和人力资本因素，而健康本身作为重要的人力资本，反过来也对人力资本其他因素比如教育等都有影响。本文就依据健康经济学和人力资本理论基础，从社会学和经济学角度分析健康不平等形成原因，主要可以分为非人力资本因素和人力资本因素两大类。

一、非人力资本因素

（一）发展模式

纵观国际发展历史，经济落后的国家发展模式主要有两种：均衡增长模式和非均衡增长模式[①]。经济落后国家市场机制不完善，同时资源稀缺，应该将有限的资源优先配置到发挥更大作用和效率的地方，集中发展优势区域和产业，然后通过资本输出、技术扩散等辐射作用带动周边区域发展，美国经济学家阿尔伯特·赫希曼（Albert Otto Hirschman）就支持不发达经济体国家应该选择不均衡发展模式发展本国经济，应该集中有限的资金和其他资源，有选择地在某些部门或区域进行投资，通过不平衡增长理论其外部经济使其他部门或区域逐步得到发展[②]。我国作为发展中国家，选择了适合我国国情的不均衡发展模式，改革开放以后实行了一部分地区和一部分人先富起来的发展政策，工业优先于农业发展、城市优先于农村发展、东部优先于西部发展，这个不均衡增长模式发展的结果必然会是使得产业、城乡、区域之间的差距越来越大，这些差距就包括健康问题，因此分析健康不平等问题，从宏观层面寻找原因，我国选择的这种发展模式是一个本质原因。改革开放以来，我国经济实现了飞速发展，GDP 从 1978 年的 3678.7 亿元增长到 2017 年的 827122 亿元，非均衡发展模式使我国快速发展成为仅次于美国的全球第二大经济体。高速发展的同时也逐步形成了东部、中部、西部的区域差异

① Debraj Ray.Development Economics［M］. Princeton University Press，New Jersey，1998.

② 阿尔伯特·赫希曼 . 经济发展战略［M］. 曹征海，译 . 北京：经济科学出版社，1991.

和城乡差异。东部以北京为例，GDP 从 1993 年的 886.21 亿元发展到 2016 年的 25669.13 亿元，增长近 28 倍，中部以江西为例，GDP 从 1993 年的 723.04 亿元发展到 2016 年的 18499 亿元，增长近 25 倍，西部以青海为例，GDP 从 1993 年的 109.68 亿元发展到 2016 年的 2572.49 亿元，增长约 22 倍，从 GDP 绝对量和增长速度上东中部都领先西部区域，且差距明显。

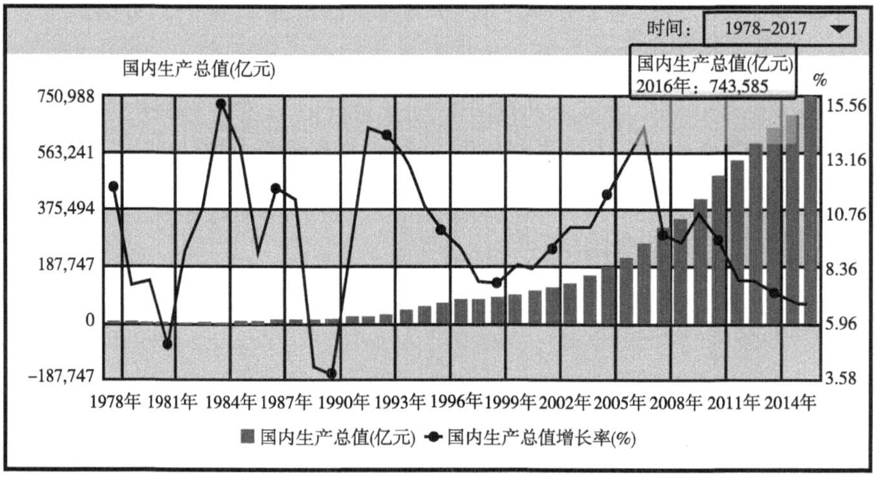

图 3–7　1978—2017 年全国 GDP 及增长率示意图

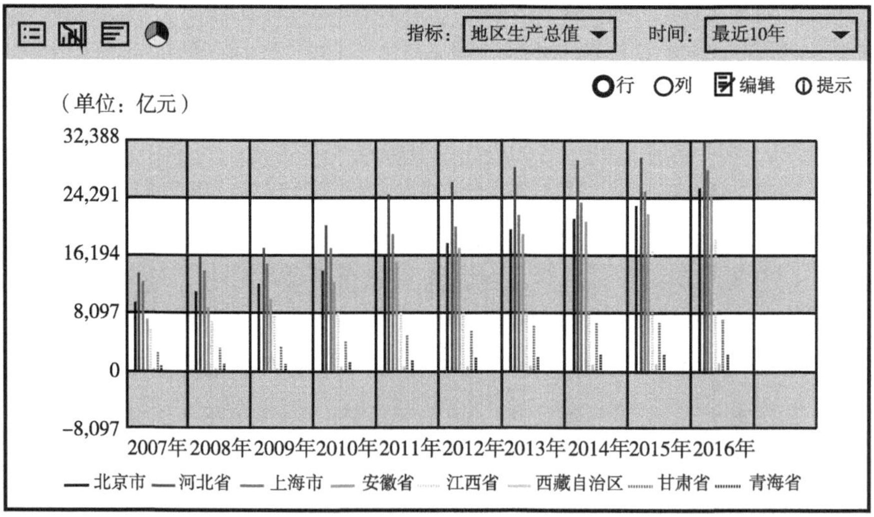

图 3–8　2007—2016 年全国主要城市 GDP 总量对比图

因经济发展的差异引起的健康卫生医疗领域不平等也伴随产生，以2014 年卫生总费用为例，卫生总费用是用于健康卫生医疗领域全部资金的总和，是综合反映一个国家政府对卫生领域的整体投入水平，也是评价健康卫生医疗资金的筹资体系、资源配置、使用效果的综合体现。东部地区的北京 2014 年卫生总费用达到 1594.64 亿元，中部地区的江西 2014 年卫生总费用为 850.13 亿元，西部地区的青海 2014 年卫生总费用达到 175.31 亿元（如图 3–8），东、中、西部区域卫生总费用差距明显，这也是我国发展模式选择导致的不平等问题。

（二）政策选择

由于实行不均衡发展战略，政府在政策选择上就需要采用差异化的财税政策、就业政策、产业政策、卫生政策等，优先扶持一部分地区先发展起来，然后再带动其他地区共同发展，因此就产生了东西部区域政策、城乡政策、特区政策等一系列政策选择。这些政策选择实现了我国沿海地区和东部发达地区的经济飞速发展，但也加深中西部地区的落后程度，加大了城乡差异，从公平正义角度和福利经济学角度看，这种差异政策并不是遵循公平正义和福利最大化原则，反而是扩大了不平等，落后地区和弱势群体在政策面前更弱势，并且差距越来越大。以我国卫生总费用支出为例，改革开放以来，我国各级政府都将城镇卫生医疗基础设施建设和软硬件的投入作为重点支持和发展的方向，从城镇和农村两个维度分析（见表 3–14）来看，城镇卫生总费用从 2010 年的 15508.60 亿元增长到 2015 年的 31140.72 亿元，增长 1 倍；农村卫生总费用从 2010 年的 4471.80 亿元增长到 2015 年的 8736.80 亿元，增长 0.95 倍。但需要注意的是城镇卫生总费用在我国卫生总费用规模中占比一直维持在 74%~78% 之间，是农村卫生总费用的 2 倍多，具有绝对优势。同时城镇卫生人均费用从 2010 年的 2315.50 元增长到 2014 年的 3581.70 元，增长 54.68%，农村卫生人均费用从 2010 年的 666.30 元增长到 2014 年 1558.30 元，增长 133.87%。这种巨大的卫生费用投入差距使得城乡居民在健康卫生医疗条件方面产生了显著不平等。

表 3-14　全国城镇和农村卫生费用情况表（2010—2015 年）

序号	年份	城镇卫生费用			农村卫生费用		
		总费用（亿元）	占比（%）	人均费用（元）	总费用（亿元）	占比（%）	人均费用（元）
1	2010	15508.60	77.60%	2315.50	4471.80	22.40%	666.30
2	2011	18571.90	76.30%	2697.50	5774.04	23.70%	879.40
3	2012	21280.50	75.67%	2999.30	6838.54	24.32%	1064.80
4	2013	23644.90	74.68%	3234.10	8024.00	25.32%	1274.40
5	2014	26575.60	75.22%	3581.70	8736.80	24.88%	1558.30
6	2015	31140.72	76.05%	—	9833.91	23.95%	—

数据来源：国家卫生和计划生育委员会.2010—2016 中国卫生和计划生育统计年鉴［M］. 中国协和医科大学出版社.2017.

（三）制度设计

制度的设计与实施，在促进经济和社会的发展过程中发挥了重要的基础性作用，著名经济学家刘易斯说过："经济的增长可以通过制度来促进，但同时制度反过来也会成为经济增长的绊脚石，制度的实施成败关键在于能否有效调动全部可以调动的社会经济资源、能否提供符合经济发展的社会化分工机会和能否保护经济发展成果和大众充分自由。"社会制度与政策对健康不平等有着重要的影响，"政策制定本身、政策执行失误或不当都将引起不平等"①。因此，我们有必要从制度视角梳理健康不平等的成因，对这些制度进行历史性评价与反思，最大限度减少或消除健康不平等。城乡二元结构使得我国在发展中采用了许多差异化制度设计，比如城乡分割的户籍制度、政府财政支出和转移支付制度、医疗保险制度、医疗卫生资源配置制度、医疗卫生筹资制度等相互连接作用，这些制度的实施给我国带来翻天覆地变化和空前发展的同时，也形成了城乡差异、区域差异，形成了目前国内健康不平等的制度基础。这些制度的实施有中国发展特色的需要，但同时也形成加深了人们经济地位的差异，进而也导致人们社会地位、健康状况等差异，这些差异相互作用、相互影响，导致了现在各种不平等问题。以中央与地方分权的财政分配体制为例，由于地方

① ［英］阿瑟·刘易斯 . 经济增长理论［M］. 北京：机械工业出版社，2015（6）：41.

经济发展不均衡，经济落后的地方财力不足，就无法在医疗资源方面进行更多的投入和提供更多卫生公共产品，这就必然导致这些区域的居民健康卫生状况劣于经济发达区域，形成了健康差异和不平等现象。因此健康不平等不仅仅是城乡差异分配政策等单一政策的问题，更应该是一系列制度设计和安排实施后的负面结果。以我国现有的医疗保险制度为例，目前主要分为城镇职工基本医疗保险、城镇居民基本医疗保险和新型农村合作医疗保险三种，这三种医疗保险制度正是由于受到城乡二元体制的影响而采取了不同的制度设计，进而也导致了不同的影响和结果。城镇居民可以享社会医疗保险、商业医疗保险和社会医疗救助，其中社会医疗保险又可以有三种类型：基本医疗保险，适用于全部城镇职工；特殊人群医疗补助，适用于公务人员及军人；特殊人群医疗保险，适用于低收入人群和老年人等。相比与城镇居民医疗保险保障体系，新农合的保险模式较为单一，缺乏一套层次明晰、结构完善的保障体系。同时在城乡医疗保险制度的保障能力和费用报销等方面也存在较大差异（见表 3-15），以 2013 年全国第五次卫生服务调查分析报告中参加调查的城镇职工基本医疗保险参保人口 57389 人、城镇居民基本医疗保险参保人口 37269 人和新型农村合作医疗参保人口 141513 人为例，三种医疗保险制度的住院费用和报销数据来看，城市职工报销比率为 68.8%，明显高于城镇居民的 53.6%，更是高于新农合人员的 50.1%，农村居民在就医就医次均报销费用上明显少于城镇居民，而就医次均自付费用在家庭人均收入中占比却远高于城镇居民，这种由制度设计引起的健康不平等问题突出。

表 3-15　我国基本医疗保险参保人员住院费用和报销情况表

城镇职工基本医疗保险参保人员住院费用和报销情况表							
序号	调查年份	获报销病人比例	报销费用比	次均报销费用	次均自付费用	家庭人均年收入	次均自付费用占家庭收入
1	2008	94.80%	63.20%	6988 元	4069 元	12776 元	31.80%
2	2013	95.30%	68.80%	8579 元	3888 元	23244 元	16.70%
城镇居民基本医疗保险参保人员住院费用和报销情况表							
序号	调查年份	获报销病人比例	报销费用比	次均报销费用	次均自付费用	家庭人均年收入	次均自付费用占家庭收入
1	2008	79.20%	49.30%	3425 元	3522 元	9215 元	38.20%
2	2013	88.70%	53.60%	5369 元	4644 元	15467 元	30.00%

续表

新农合医疗保险参保人员住院费用和报销情况表							
序号	调查年份	获报销病人比例	报销费用比	次均报销费用	次均自付费用	家庭人均年收入	次均自付费用占家庭收入
1	2008	80.20%	26.60%	909 元	2503 元	4473 元	56.00%
2	2013	91.10%	50.10%	3329 元	3309 元	10035 元	33.00%

数据来源：1993—2013 国家卫生服务调查分析报告。

（四）外部环境

生活环境是健康好坏的决定因素之一，因此也作用于健康不平等，环境包含很广泛，如空气、水、气候、污染、辐射等。世界卫生组织估算目前全球有1/4 的疾病都是源于环境污染，全球在经济快速发展的同时也对我们生存的环境造成了破坏，恶劣的生活环境会造就巨大健康问题，造成区域健康不平等，反过来又会制约经济的发展。两周患病率就是一个衡量健康差异的卫生服务需求指标，从 2013 年全国第五次卫生服务调查分析报告中数据（如表 3-16 所示）可以看出，调查的 273688 人中，患病人数 54067 人，患病例数 66067 例，调查地区农村的综合两周患病率为 20.2%，低于城市的 28.2%，同时东部经济发达区域的两周患病率指标也高于中西部区域。分析其中的原因就不难看出：城市虽然经济发展较好，但同时生活环境也伴随经济的发展而得到不同程度的污染和破坏，加之城市工作节奏快、生活压力大、家庭负担重，这些就造成城市居民健康更容易出现问题，相比农村患病率更高，因生活环境的差异形成健康不平等。从调查数据看近 20 年的趋势变化，两周患病率持续增加，近 5 年的增长明显快于前 15 年，城市居民两周患病率高于农村，并且差异在增大。

表 3-16　2013 年两周患病率调查情况表

序号	指标	合计	城市				农村			
			小计	东部	中部	西部	小计	东部	中部	西部
1	患病人数（人）	54067	29810	11019	9370	9421	24257	9850	7544	6863
2	患病例数（例）	66067	37660	14278	11810	11572	28407	11767	8754	7886
3	两周患病率（%）	24.1	28.2	32.1	26.4	26.2	20.2	25.7	19.5	15.9

数据来源：2013 年全国第五次卫生服务调查分析报告。

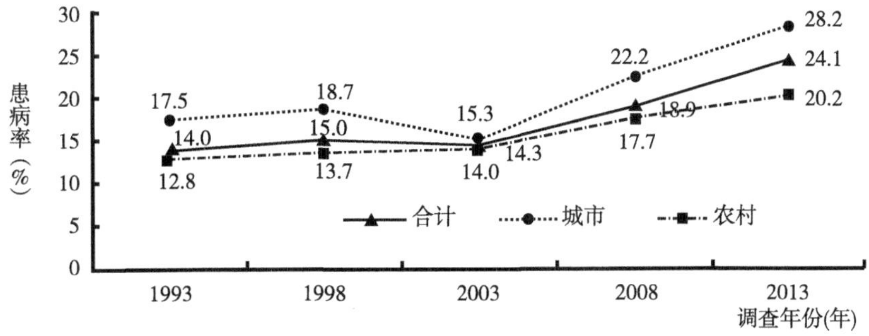

图 3-9　1993—2013 年城市农村两周患病率对比图

同时区域差异也是造成健康不平等的一个影响因素，纵观国际社会，分布在不同区域的群体健康状况也会存在较大差异，存在许多健康不平等现象，区域的地理位置、经济发展、社会环境、卫生条件等都会影响区域的健康水平。以我国为例，我国城市和农村这个特有的二元经济体结构在健康方面就存在许多不平等现象，城市的健康卫生医疗资源丰富，医疗条件好，每千人口床位数和卫生人员数高于农村数倍，城市居民的健康医疗需求能够得到较好满足。反观农村，健康卫生医疗资源投入不足，医疗环境较差，农民的基本医疗需求有时也得不到满足，城乡的健康不平等现象十分严重。同时经济发达的东、中部区域健康水平也明显好于西部发展落后区域。

表 3-17　2015 年我国城乡医疗卫生资源情况表

类别	区域	每千人口医疗卫生床位数	每千人口卫生技术人员数	卫生费用总量
城市	东部	8.14	11.00	31140.72 亿元（76%）
	中部	8.82	9.60	
	西部	7.91	9.40	
农村	东部	3.61	4.20	9833.91 亿元（24%）
	中部	3.52	3.60	
	西部	4.06	4.00	

数据来源：国家卫生和计划生育委员会.2016 中国卫生和计划生育统计年鉴［M］. 中国协和医科大学出版社.2017.

（五）社会阶层

健康不平等形成的一个重要原因是基于社会阶层。人们由于不同的先天禀赋、生活状况、学历水平、工作环境等，造成不同的收入水平和承受能力，也在社会中逐步分化为富人阶层和穷人阶层，富人阶层因为拥有更多的社会资源，因此也更容易获取更好的健康水平和更有助于健康的机会，如稳定的工作、良好的教育、舒适的住房等。而相反穷人阶层的健康水平较差，获取更好的健康机会少。富人阶层之所以健康状况好，是因为他们有较好的生活习惯和生活方式，这些给他们带来一个好的健康环境，使得他们生病的概率变小，而穷人阶层之所以健康状况较差，是因为他们的生活习惯和方式导致健康不平等，他们吸烟、饮酒的倾向更明显，饮食也较为不健康。社会富裕阶层的健康环境可以通过良好的教育、稳定的收入保障，也更容易通过购买更好健康服务确保健康，而穷人阶层不具备这样的物质基础和经济能力，导致出现不同阶层的健康不平等现象。由社会层级差别造成的富人阶层和穷人阶层差异，给不同阶层在心理上造成这种差异，也导致这种健康不平等的结果，富人的心理优越感强，健康心理状态更好，而穷人缺乏安全感，时常处于一种非健康状态。这种因社会阶层引起的心理状态差异可以用自评健康指标进行直观的量化测量，全国第五次卫生服务调查分析报告数据中 2013 年穷人阶层自我评价健康得分平均为 76.6 分，其中城市和农村低收入人口分别 为 77.6 分和 75.7 分，与全人口相比，城市和农村低收入人口自我评价健康得分均较低，分别低了 3.0 分和 5.5 分（全人口自评健康得分城市和农村分别为 80.6 分和 81.2 分），与富人阶层得分差距较大，社会阶层的不同也造成了这种健康不平等现象的发生。

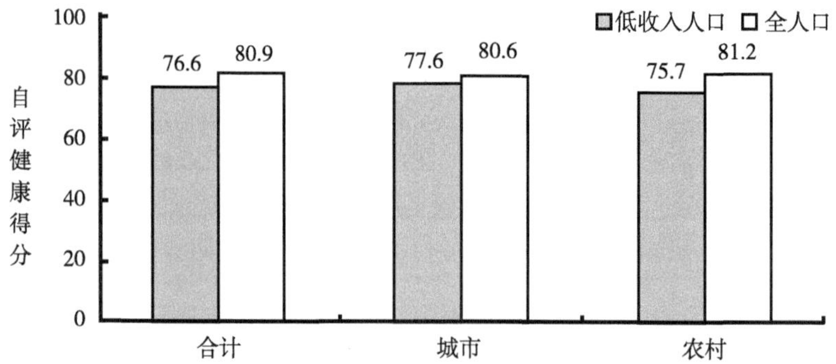

图 3-10　2013 年全国城市农村自评健康得分对比图

二、人力资本因素

（一）自身原因

性别差异在社会生活和经济发展中是一个永远绕不开的话题，在健康领域也同样存在差异。女性因为承担了生育和家庭责任，同时在体质、精力等生理条件上都跟男性存在差异，在日常工作生活中健康状况更容易出现问题，因性别产生的健康不平等现象在现实生活中十分常见。两周患病率是一个衡量健康差异的卫生服务需求指标，从 2013 年全国第五次卫生服务调查分析报告中调查数据可以看出，调查的 273688 人中，患病人数 54067 人，患病例数 66067 例，调查地区男性两周患病率为 22.4%，女性两周患病率为 25.9%，女性患病率明显高于男性（如表 3-18、图 3-11 所示）。

表 3-18　2013 年调查人口不同性别两周患病率情况表

序号	性别	合计	城市				农村			
			小计	东部	中部	西部	小计	东部	中部	西部
1	男性	22.40%	26.80%	30.60%	25.30%	24.50%	18.30%	23.60%	17.70%	14.00%
2	女性	25.90%	29.60%	33.50%	27.40%	27.90%	22.20%	27.70%	21.30%	17.90%

数据来源：2013 年全国第五次卫生服务调查分析报告。

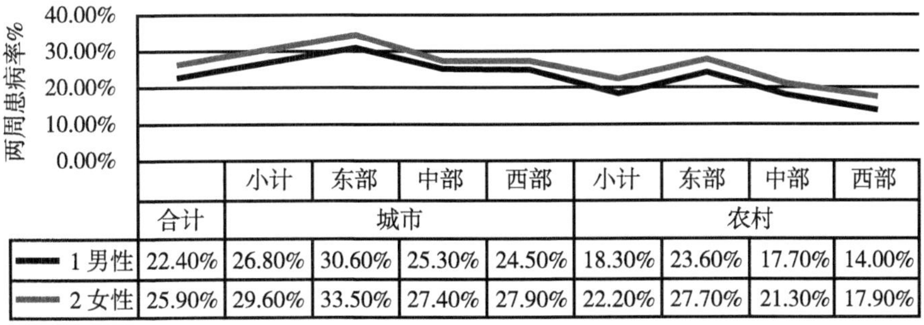

图 3-11　不同性别两周患病率示意图

另一个产生原因是年龄因素，人生的各个阶段健康状况都不一样，处于各个不同年龄段的群体健康状况也是存在差异，也会因此导致许多健康不平等，因此，年龄也是分析健康不平等应该考虑的因素。整个年龄阶段应该重点关注儿童和老人两个阶段。首先是儿童作为一个特殊群体，由于生理和心理都没有健全，在健康方面就尤其需要特殊保障。再次是老人健康的保障。随着年岁的增长，老人受体力的下降和身体机能的衰退，在日常工作生活中受到一些歧视和轻视的情况，虐待老人现象在社会中时有发生，老人健康保障问题也越来越受到大家的关注和重视。同样从 2013 年全国第五次卫生服务调查分析报告中调查数据可以看出，全部调查者中 5—34 岁各年龄组两周患病率较低，各年龄组的差别不大，5 岁以下儿童两周 患病率高于其他年龄段的儿童，低于 35 岁及以上人口，35 岁以后随着年龄的增大，各年龄组两周患病率也随之增高，且各组间的差别也随之加大，65 岁及以上人口两周患病率达到 62.2%，约为青少年的 13 倍（如表 3-19、图 3-12 所示）。

表 3-19　2013 年调查人口不同年龄两周患病率情况表

序号	年龄	合计	城市				农村			
			小计	东部	中部	西部	小计	东部	中部	西部
1	0–4	10.60%	11.50%	9.90%	9.10%	14.90%	9.90%	12.70%	10.30%	7.20%
2	5–14	5.30%	5.70%	5.90%	3.80%	7.40%	5.00%	7.00%	4.80%	3.60%
3	15–24	3.70%	4.20%	5.10%	2.70%	4.70%	3.30%	3.90%	3.00%	3.20%
4	25–34	5.70%	5.90%	6.30%	5.00%	6.50%	5.30%	5.70%	6.00%	4.50%
5	35–44	12.40%	12.90%	12.50%	12.00%	13.90%	12.00%	13.40%	11.80%	10.90%
6	45–54	24.30%	26.30%	27.60%	25.80%	25.60%	22.50%	26.20%	21.80%	19.30%
7	55–64	42.00%	47.00%	50.00%	46.80%	43.30%	37.00%	44.60%	34.30%	31.50%
8	65 上	62.20%	73.60%	80.70%	69.40%	69.60%	48.80%	58.90%	45.50%	40.40%

数据来源：2013 年全国第五次卫生服务调查分析报告。

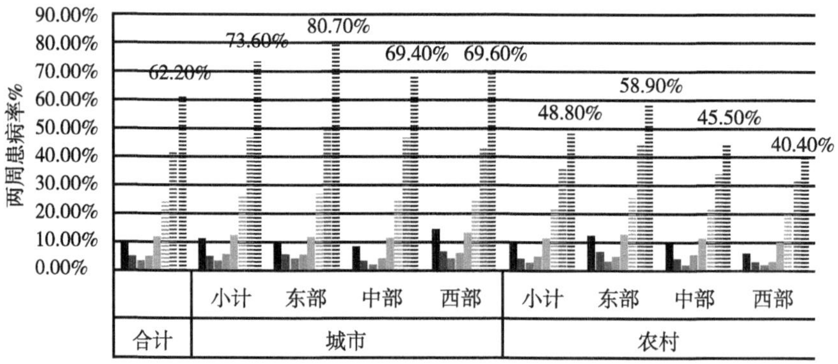

图 3-12　不同年龄两周患病率图示

（二）职业原因

职业是社会经济地位的基础因素和载体，不同群体通过不同的职业展现不同的社会地位和经济状况，体现不同的收入水平和工作压力，同时也决定了不同职业群体面临的健康状况和危险程度不同。比如白领阶层收入水平高，但工作压力大、工作节奏快，加之饮食不规律，身体往往处于亚健康状态。室外体力劳动者由于职业因素往往会面临更多室外风险和身体伤害，这些诸如此类的职业因素会对健康产生较大影响，同时职业因素和非职业因素相互作用，往往也会加剧健康不平等问题。从 2013 年全国第五次卫生服务调查分析报告中的调查数据可以看出，被调查的 273688 人，按照职业分为管理者、技术人员、办事人员、个体工商、企业工人、农民工、农业劳动和无业等类别，各类职业人群的两周患病率水平差异很大，无业人群两周患病率为 28.90%，远低于技术人员群体的 9.80%（如表 3-20、图 3-13 所示），从事农业劳动和农民工的两周患病率也明显高于其他职业，因职业不同而产生的健康不平等现象普遍存在。

表 3-20　2013 年调查人口不同职业两周患病率情况表

序号	地区分类	管理者	技术人员	办事人员	个体工商	企业工人	农民工	农业劳动	无业
1	城市	11.10%	9.90%	9.80%	12.00%	11.90%	14.80%	20.10%	33.60%
2	农村	15.20%	9.50%	11.70%	13.50%	14.40%	13.70%	19.00%	22.20%
3	合计	12.00%	9.80%	10.20%	12.80%	12.50%	13.80%	19.00%	28.90%

数据来源：2013 年全国第五次卫生服务调查分析报告。

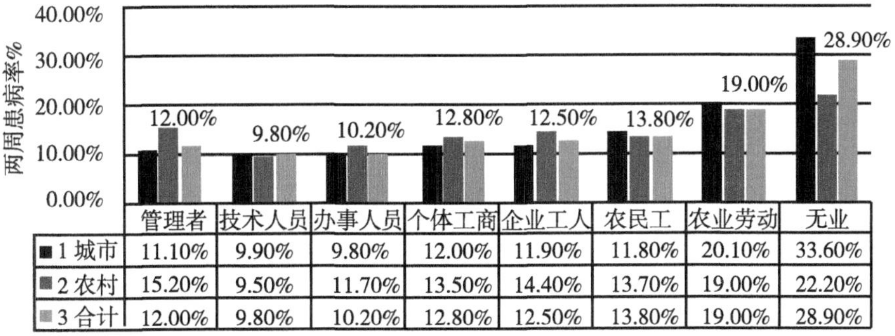

图 3-13　不同职业两周患病率图示

（三）收入原因

收入水平是一个人社会经济地位的主要体现，具体可以反映在衣食住行的各个方面，如饮食品质、居住条件、着装打扮、生活环境等，收入水平也成为决定健康好坏的一个关键因素，收入水平的高低直接造成了健康不平等的差异，其影响健康不仅体现在收入本身，而其收入分配的公平性更大程度影响着健康不平等。低收入阶层没有较好的物质基础支撑正常的健康支出，保障良好的健康环境和条件，同时收入分配机制使得低收入人群无力改变现有状况，贫富差异大，健康的基本需求得不到有效满足，逐步扩大了健康不平等现象。以卫生部发布的近 15 年国家卫生服务调查分析报告数据分析来看，低收入人群医疗服务需求大，但得到的卫生服务却少，因收入差异引起的健康不平等问题突出。这个不平等现象可以从应住院未住院率指标得到反映，以 2013 年为例（如表 3-21、图 3-14 所示），城市低收入人群应住院未住院比率达到 36.5%，比高等收入人群应住院未住院比率 14.9% 高出 1 倍多，不平等现象明显。

表 3-21　调查人口不同收入人群应住院未住院情况表　　单位：%

类别	年份	低收入户	中低收入户	中等收入户	中高收入户	高等收入户
城市	2013 年	36.5	30.5	20.4	17.8	14.9
	2008 年	38.9	32.3	24.2	19.4	17.2
	2003 年	41.6	32.3	22.7	28.2	17.2
农村	2013 年	29.8	32.1	21.4	20.3	15.2
	2008 年	31.0	28.7	23.7	22.9	16.5
	2003 年	41.0	33.8	31.3	26.4	19.5

数据来源：1993—2013 国家卫生服务调查分析报告。

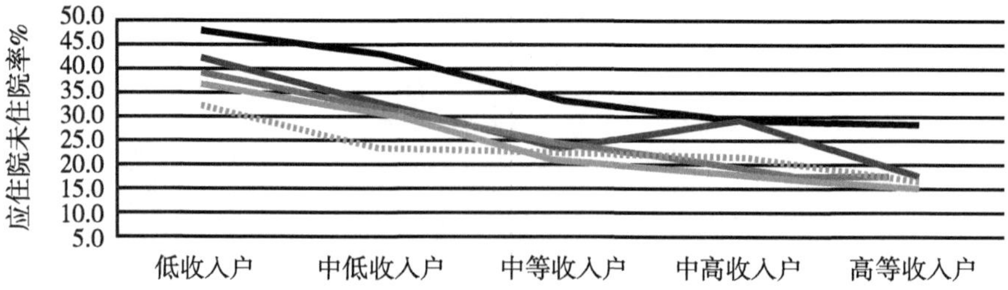

图 3-14　不同收入应住院未住院图示

（四）教育原因

与健康一样，教育作为一个重要的人力资本，在社会经济中发挥着重要的作用，教育本身通过后续的投资可以影响到个人健康水平。高教育程度的阶层对工作、生活、健康状况有更好地把握和掌控能力，他们可以凭借自身的知识和能力获取更好的健康卫生医疗资源和卫生健康环境，从而减少不健康状况。同时教育程度高低也会作为一种持续资本作用于个人整个生命阶段，而且还会影响到家庭成员和后代。大量数据表明，低教育水平的群体健康状况较差，而随着教育程度和学历水平的不断提高，对应群体的健康状况显著改善，因此教育水平的差异也是造成健康不平等问题的原因之一。从 2013 年全国第五次卫生服务调查分析报告中的调查数据可以看出，被调查的 273688 人分为文盲、小学、初中、高中、大学五类学历，各类学历人群的两周患病率水平差异很大，大学及以上学历的人群两周患病率为 13.30%，远低于文盲群体的 33.80%，因教育水平差异而产生的健康不平等现象十分明显（如表 3-22、图 3-15 所示）。

表 3-22　2013 年调查人口不同学历两周患病率情况表

序号	地区分类	文盲	小学	初中	高中	大学及以上
1	城市	42.70%	36.90%	24.00%	17.60%	15.50%
2	农村	32.50%	22.40%	12.90%	10.90%	5.90%
3	合计	33.80%	24.60%	15.50%	14.30%	13.30%

数据来源：2013 国家卫生服务调查分析报告。

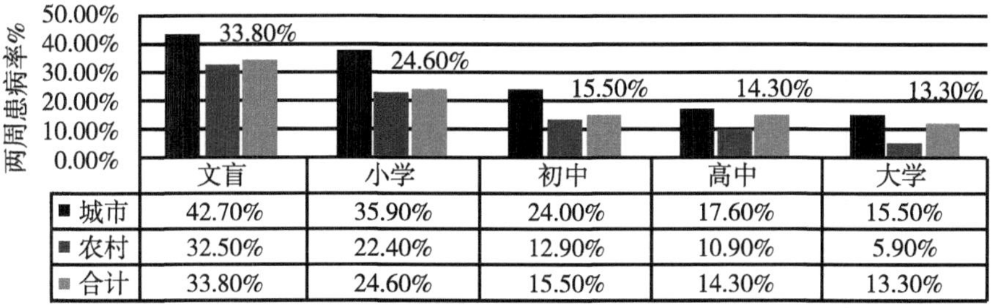

	文盲	小学	初中	高中	大学
■ 城市	42.70%	35.90%	24.00%	17.60%	15.50%
■ 农村	32.50%	22.40%	12.90%	10.90%	5.90%
■ 合计	33.80%	24.60%	15.50%	14.30%	13.30%

图 3-15　不同学历两周患病率图示

第四节 健康不平等的表现形式

健康经济学是结合了经济学、健康卫生医疗、社会学、管理学等多种学科交叉的学科，涉及的知识广泛体系庞杂，依据健康经济学的理论分析框架，本文将健康不平等表现形式从微观和宏观两个角度分成四种不同表现形式，微观层面的健康不平等表现为健康卫生医疗需求不平等和健康卫生医疗服务利用不平等，宏观层面的健康不平等表现为健康卫生医疗资源配置不平等和健康卫生医疗筹资体系不平等，通过这种微观加宏观的层次分析构建健康不平等的表现形式。

一、健康卫生医疗服务需求不平等

健康卫生医疗服务需求指的是个体在实际过程中所需要的健康卫生医疗服务的一种状况，这种需求是一种客观的、可测量的状况，同时健康卫生医疗需求与个人的主观需要紧密相关。这种需求的不平等主要分为垂直不平等和水平不平等。垂直不平等即纵向不平等，指对于不同的社会成员，其卫生服务需求会得到不同的卫生服务。水平不平等即横向不平等，指卫生服务需求对相同的社会成员，其卫生服务需求也会得到不同的卫生服务。

格罗斯曼（Grossman，1972）构建了分析健康资本需求模型，将人力资本理论应用到健康领域，论述了健康是一种同时具有消费和投资双重属性的人力资本。健康作为一种消费品，可以给人们带来良好的身体状态，健康同时作为一种投资品，多的投入可以更好改善人们的健康水平，提高劳动力和劳动时间，因此，健康的需求延伸为对健康卫生医疗服务的需求，人们对其的需求是显而易见的，并且将其作为人生追求的目标和理想生活状态。健康卫生医疗服务需求表现形式很多，现以我国卫生部发布的第一次到第五次国家卫生服务调查分析报告中的调查数据为基础分析我国健康卫生医疗服务需求不平等问题。低收入人群医疗服务需求大但得到的卫生服务却少，这个不平等现象可以从两周患病率、住院率等指标得到反映，以 2013 年为例，城市低收入人群住院率为 7.2%，比高等收入人群住院率 12.2% 低 5 个百分点，不平等现象明显。同时同为低收入人群的住院率在城乡间也存在差异，2013

年城市低收入人群住院率为7.2%，比农村低收入人群住院比率6.1%高出1个百分点（如表3-23）。

表3-23　城乡不同收入人群住院率情况表　　单位：%

类别	年份	低收入户	中低收入户	中等收入户	中高收入户	高等收入户
城市	2013年	7.2	8.1	9.6	10.6	12.2
	2008年	5.9	5.6	7.2	7.4	9.5
	2003年	3.4	3.0	4.6	4.7	5.7
	1998年	3.1	3.1	3.7	4.3	4.2
	1993年	4.5	5.1	5.3	4.9	5.3
农村	2013年	6.1	7.2	9.3	10.2	11.9
	2008年	6.3	6.7	6.8	6.8	7.2
	2003年	3.3	2.8	3.0	3.5	4.2
	1998年	2.2	2.1	2.0	2.4	2.8
	1993年	2.7	3.1	2.9	3.2	3.4

二、健康卫生医疗服务利用不平等

健康卫生医疗服务利用是指有卫生需求的人在实际卫生服务中使用健康卫生医疗资源。服务利用不平等也分为垂直不平等和水平不平等。服务利用垂直不平等指不同卫生服务需求而获得相同或差异明显的卫生服务待遇，贫困人群的卫生服务需求得不到满足，而富裕人群的卫生服务需求却获得远超需求的满足。服务利用水平不平等指同等卫生服务需求却获得不同卫生服务，会因收入、社会地位、职业等不同而产生明显差异。

从健康经济学理论看，健康卫生医疗服务利用本质也是健康供给的研究涉及范围，健康的供给需要同时具备两个条件：一是提供健康卫生医疗供给意愿；二是健康卫生医疗供给能力，其重要决定因素包括生产目标、生产成本、健康卫生医疗服务价格、健康卫生医疗领域的税收、补贴等。健康的供给具有垄断性、不确定性、公益性、即时性、主导性、技术性等六个重要特征。健康卫生医疗服务利用的表现形式也很多，现以我国卫生部发布的国家卫生服务调查分析报告中的调查数据为基础分析我国健康卫生医疗服务利用不平等问题。从调查分析报告数据分析来看，我国健康卫生医疗服务利用也存在明显不平等问题，低收入人群医疗服务利用水平明显低于中高收入人群，这一点从应住院未住院率可以显著表明。以 2013 年为例，城市低收入人群应住院未住院比率达到 36.5%，比高等收入人群应住院未住院比率 14.9% 高出 1 倍多，不平等现象明显。同时，同为低收入人群的应住院未住院率在城乡间也存在差异，2013 年城市低收入人群应住院未住院率为 36.5%，比农村低收入人群应住院未住院比率 29.8% 高出 6.7 个百分点（如表 3–24 所示）。

表 3–24　城乡不同收入人群应住院未住院情况表　　单位：%

类别	年份	低收入户	中低收入户	中等收入户	中高收入户	高等收入户
城市	2013 年	36.5	30.5	20.4	17.8	14.9
	2008 年	38.9	32.3	24.2	19.4	17.2
	2003 年	41.6	32.3	22.7	28.2	17.2
	1998 年	46.8	42.6	33.0	29.0	27.4
	1993 年	31.7	23.8	22.4	21.0	16.9
农村	2013 年	29.8	32.1	21.4	20.3	15.2
	2008 年	31.0	28.7	23.7	22.9	16.5
	2003 年	41.0	33.8	31.3	26.4	19.5
	1998 年	51.4	48.3	43.8	39.2	29.9
	1993 年	44.2	39.5	35.4	28.2	25.3

三、健康卫生医疗资源配置不平等

健康卫生医疗资源配置的不平等既包含卫生实物资源配置的不平等，也包含卫生资源获取的可及性的不平等。卫生资源配置的不平等指的是健康卫生医疗资源在城乡之间、地区之间、群体之间存在明显配置差异，而可及性不平等指个体和家庭在获取卫生资源和服务的过程中在价格、质量、待遇、方便等方面存在差异。

根据资源配置理论的效率、公平和稳定三原则，首先，资源配置要讲求效率原则，即达到帕累托最优状态。帕累托最优状态是指任何重新改变资源配置的方法都不可能在无损于任何一方的福利的前提下，而使其他方的福利产生更好的状况，这是一种资源配置的最优状态。其次，资源配置要兼顾公平原则，强调机会均等、程序正义，在社会的所有资源分配上，对每个具有相似动机和禀赋的个体来说，都应当有大致平等的机会，不应该受到他们的社会出身等因素的影响。再次，资源配置在讲求效率兼顾公平的同时，也要注重稳定原则。合理的资源配置的核心目的是社会的进步和发展，通过“看不见的手”这个市场机制充分发挥资源配置功能，实现市场稳定和社会稳定。比照效率、公平和稳定三原则，我国健康卫生医疗资源配置上存在许多问题，在城乡、区域、群体等维度的资源配置上存在明显不平等。以城乡卫生医疗资源配置为例，2015 年我国城镇常住人口 74916 万人，乡村常住人口 61866 万人，农村常住人口占总人口比重为 45.23%。但我国健康卫生医疗资源在城镇和农村之间的分配与人口比例并不匹配。以 2015 年数据为例，城市卫生总费用 31140.72 亿元，占比 76%，农村卫生总费用 9833.91 亿元，占比 24%，城乡差异 2 倍多，卫生医疗资源配置明显不平等。同时从衡量卫生资源配置的两个重要指标每千人口医疗卫生床位数和每千人口卫生技术人员数上看，城乡差异也巨大，存在较大不平等现象（如表 3–25 所示）。

表 3–25　2015 年我国城乡医疗卫生资源情况表

类别	区域	每千人口医疗卫生床位数（张）	每千人口卫生技术人员数（人）	卫生费用总量
城市	东部	8.14	11.00	31140.72 亿元（76%）
	中部	8.82	9.60	
	西部	7.91	9.40	
农村	东部	3.61	4.20	9833.91 亿元（24%）
	中部	3.52	3.60	
	西部	4.06	4.00	

数据来源：国家卫生和计划生育委员会.2016 中国卫生和计划生育统计年鉴［M］. 中国协和医科大学出版社.2017.

四、健康卫生医疗筹资体系不平等

健康卫生医疗筹资指的是在健康卫生医疗服务过程中为购买健康卫生医疗服务而进行的资金筹集活动。筹资平等的核心就是主要体现健康卫生医疗服务筹资是否充分考虑兼顾了不同收入人群的实际承担水平和支付能力，这种筹资的不平等主要分为垂直不平等和水平不平等。筹资垂直不平等指不同支付能力的个体和家庭对卫生服务给予相同的支付，贫困家庭、工薪家庭和富裕家庭都承担同样的筹资额度。筹资水平不平等是指具备同等支付能力的个人和家庭对卫生服务给予不同等的支付，体现在一些权贵支付较少费用却占用较多健康卫生医疗资源的不良现象。

世界卫生组织在2000年对全部成员国家的卫生筹资与分配的公平性进行了一个系统评估排位，在全部191个成员国中我国仅仅位居188，倒数第四。其评估数据和方法可能有待商榷的方面，但从另外一面也反映出我国健康卫生医疗服务筹资体系与国际有很大差异，在公平性和效率方面都有许多需要提高改进之处，归根到底也是我国现有贫富差距和城乡二元经济特征共同作用造成的。2016年我国卫生总费用46344亿元，卫生费用占GDP比重6.2%，与全球其他国家，如美国卫生总支出超过GDP17%，美国卫生总费用达到20万亿元的状况相比，差距明显。同时个人卫生支出占比过高，筹资结构不合理，筹资体系存在不平等。我国在健康卫生医疗筹资结构中个人卫生现金支出占据了重要比重，2016年全国卫生总费用中政府卫生支出13910.3亿元，占比30%，社会卫生支出19096.7亿元，占比41.2%，个人卫生现金支出13337.9亿元，占比28.8%（见表3-26），卫生医疗筹资体系中个人卫生现金支出占据了近三成比重，远超国际发达国家个人支出占比，突出反映我国健康卫生医疗筹资结构不合理，也直接造成富裕人群和贫困人群在就医时存在的各种不平等现状。

表3-26　全国卫生总费用情况表（2010—2016年）

序号	年份	卫生总费用（亿元）				卫生总费用构成（%）			卫生费用占GDP（%）	人均卫生费用（元）
		政府卫生支出	社会卫生支出	个人卫生现金支出	合计	政府卫生支出	社会卫生支出	个人现金支出		
1	2010	5732.5	7196.6	7051.3	19980.4	28.70%	36.00%	35.30%	4.98%	1490.10
2	2011	7464.2	8416.5	8465.3	24346.0	30.70%	34.60%	34.80%	5.15%	1807.00
3	2012	8431.9	10030.7	9656.3	28118.9	29.99%	35.67%	34.34%	5.41%	2076.67
4	2013	9521.4	11413.4	10726.8	31661.6	30.10%	36.00%	33.90%	5.57%	2326.80
5	2014	10590.7	13042.9	11745.3	35378.9	29.90%	36.90%	33.20%	5.56%	2586.50
6	2015	12475.3	16506.7	11992.7	40974.7	30.40%	40.30%	29.30%	6.00%	2980.80
7	2016	13910.3	19096.7	13337.9	46344.9	30.00%	41.20%	28.80%	6.20%	3351.70

数据来源：国家卫生和计划生育委员会.2010—2016中国卫生和计划生育统计年鉴［M］.中国协和医科大学出版社.2017.

第五节　本章小结

本章从健康及健康不平等的概念入手，分析狭义和广义上的健康含义及其影响因素，同时从经济学、社会学和法学三个角度定义解释健康不平等问题，结合我国健康卫生医疗现状进行问题分析，从区域、城乡、群体三个维度展现健康不平等现状，重新构建健康不平等问题分析视角，将健康不平等问题形成原因从非人力资本因素和人力资本因素两个方面展开，通过定量与定性相结合、逻辑推理和统计描述相结合的分析方法剖析健康不平等问题形成原因，得出发展模式、政策选择、制度设计、外部环境和社会阶层是形成健康不平等问题的主要非人力资本因素，而形成健康不平等的人力资本因素主要包括性别、年龄等自身原因、职业原因、收入原因和教育原因。最后从现实不平等问题和数据分析总结出健康不平等有健康卫生医疗服务需求不平等、健康卫生医疗服务利用不平等、健康卫生医疗筹资体系不平等和健康卫生医疗资源配置不平等四种表现形式，服务需求和服务利用属于微观层面的不平等，而筹资体系和资源配置则属于宏观层面的不平等。深入剖析这些健康不平等问题，量化健康不平等测量和构建健康不平等评价指数，找寻不平等背后的形成原因和变化机理，制定合理化政策建议对健康不平等问题加以解决，当然这也是后文要展开的研究内容。

第四章　健康不平等测量及评价指数

第一节　健康形态及健康标准

我国有一个传统的说法："体壮曰健，心怡曰康。"就是说，"健"是指身体强壮，"康"是指心情舒畅，"健康"两个字就包括生理和心理两个方面。1946年世界卫生组织（WHO）成立时在组织宪章中所提到的健康含义："只有在身体、心理和社会适应上都呈现完满状态才能称之为健康，而不仅仅指没有疾病或没有虚弱的状态。"（Health is a state of complete physical, mental and social well-being and not merely the absence of disease or infirmity. WHO, 1948）这个健康的定义表明健康不仅仅是身体上没有疾病，而更应该被定义成为一种社会状态的和谐平衡，是各方面都处于稳定的良好状态，而且这种状态是突出各方面处于良好状态的共同性，强调人与自然、人与社会相互形成的一种平衡关系。健康首先是在身体上没有疾病，表现就是身体四肢健全、活动自如，身体器官发育良好、运转正常，身体状态充满活力、精力满满的良好状态。也表现为吃饭时不明显挑选食物，身体各项消化功能正常，能顺利快速吃完。消化系统正常，能正常排泄，肠胃功能较好。睡眠时间正常，能快速入睡，睡眠质量好，睡后精神状态好。口齿清楚，语言流利，说话表达式思路清楚，思维敏捷。动作敏捷，行动自如，精力十足。其次是在心理上达到平衡。心理是指人的思想、感情等内心活动。心理平衡是一种特定的心态，是现代健康的一个重要标志，健康也是在心理上达到平衡的一种状态，主要表现为拥有稳定和完备的心理特征，各项心理活动与所处外部环境相互协调统一，自身心理需求能的得到有效满足，保持良好心理状态和平衡，与外部身体状态和谐一致①。生命在于身体平衡，生命更在于心理平衡。心理平衡，心情愉悦，还会促使体内分泌"内啡呔"等有益激素，使人精力充沛，免疫功能增强，有利于增进健康，延年益寿。最后是社会适应上达到完美，健康的社会适应是在社会生活环境中能很好实现自我社会角色，在与其他社会成员的交往和相互联系中能保持良好的人际关系。健康在社会适应上的完美状态也体现在与其他社会成员和谐共处，保持愉悦的心情，在社会交往中

① 丽欣．平衡心理才能拥有健康［J］．兵团建设，2011.

保持自信，能顺畅表达自己的想法和听取他人的观点，能懂得帮助他人或求得他人帮助，能积极承担社会责任和履行社会义务。健康在社会适应上表现为融入社会，适应社会各种环境，面对各种问题有自控能力，保持身心平衡。同时也乐于帮助他人，与人交往平和，乐善好施，不斤斤计较。

世界卫生组织对健康形态进行了更细致的分类，主要分为吃饭饮食、消化排泄、休息睡觉、说话表达、日常行动、自身性格、社会适应、人际关系等八大类，涵盖了人类生存的衣食住行言等方方面面（见表 4-1）。

表 4-1　健康八类形态及健康标准表

序号	类别	健康形态	健康标准
1	第一类	吃饭饮食	吃饭时不明显挑选食物，身体各项消化功能正常，能快速吃完。
2	第二类	消化排泄	消化系统正常，能正常排泄，肠胃功能较好。
3	第三类	休息睡觉	睡眠时间正常，能快速入睡，睡眠质量好，睡后精神状态好。
4	第四类	说话表达	口齿清楚，语言流利，说话表达式思路清楚，思维敏捷。
5	第五类	日常行动	动作敏捷，行动自如，精力十足。
6	第六类	自身性格	性格稳定，感情丰富，心胸豁达，与人为善。
7	第七类	社会适应	融入社会，适应社会环境，面对问题有自控能力，保持身心平衡。
8	第八类	人际关系	乐于帮助他人，与人交往平和，乐善好施，不斤斤计较。

第二节　QWB 健康质量指标和 SAH 自评健康指标测量

一、QWB 健康质量指标测量

QWB 健康质量指标（Quality of Well-Being Index）是全面评价人健康状况的一个定量测量指标，测量指标数值在 0—1 区间，0 表示死亡，1 表示完全健康。QWB 健康质量指标主要包含两大部分：第一个部分是日常行动指标，第二个部分是身体症状指标。日常行为指标又包含三类指标：行动指标、体力活动指标和社会活动指标①。

① 胡宏伟. 国民健康公平程度测量、因素分析与保障体系研究［M］. 北京：人民出版社，2011：87—94.

表 4–2　健康质量指标体系和权重表

序号	大类指标	分类指标	具体内容	权重
第一大类	日常行动指标	行动指标	不存在由于健康导致的限制	0.000
			由于健康原因不开车等	–0.062
			由于健康原因住院	–0.090
		体力活动指标	不存在由于健康导致的限制	0.000
			由于健康行动受限制	–0.600
			由于健康原因卧床、轮椅等	–0.077
		社会活动指标	不存在由于健康导致的限制	0.000
			由于健康原因在休闲活动中受限制	–0.061
			由于健康原因在重大活动中受限制	–0.061
			由于健康原因不能进行活动，但可自理	–0.061
			由于健康原因不能进行活动，不能自理	–0.106
第二大类	身体症状指标	具体症状	死亡	–0.047
			意识丧失	–0.407
			面部、躯体、手臂大面积烧伤	–0.367
			疼痛、流血等	–0.349
			学习、记忆或思考困难	–0.340
			上肢、下肢缺失、瘫痪等	–0.333
			疼痛、虚弱、麻木、身体部位不舒服等	–0.299
			大小便时疼痛、出血等	–0.292
			胃部不舒服、呕吐	–0.290
			疲劳、虚弱或体重下降	–0.259
			咳嗽、哮喘、气短等	–0.257
			不安、压抑等	–0.257
			头疼、耳鸣、眩晕	–0.244
			躯干、面部、四肢发疹充血	–0.240
			口齿不清、哑巴	–0.237
			眼睛不适、疼痛	–0.230
			面部、躯干缺失等	–0.186
			耳朵、牙齿等疼痛	–0.170
			因健康原因导致吃药	–0.144
			眼睛近视	–0.101
			呼吸不清洁空气	–0.107
			没有任何健康问题	0.000

二、SAH 自评健康指标测量

SAH 自评健康指标（Self-Assessed Health）是通过对调查者健康状况的自我主观评价而自测出的健康指标体系，是基于个人对自身的身体、心理、社会适应等几个方面的综合评价，是将主观心理和客观身体状况结合在一起而形成对自身健康状况的一种评价，按照健康等级可以分为五类：很健康、比较健康、一般健康、较差健康、很不健康。也可以按照优、良、中、差分类。SAH 自评健康指标虽然是通过调查者自身评价得出，具有概括性和主观性，而不是通过量化数量指标计算得出，但在实际研究中具有较好使用价值，因为该指标充分考虑到了调查者的身体感受和心理感受，能有效评估健康状况。整个指标体系主要包含生理健康、生育健康、体质健康、饮食健康、行为健康、心理健康六大系统指标，每套指标可以分别针对不同年龄段应特别关注的健康问题有所侧重。

三、我国国民健康状况的测量分析

（一）分析方法

本章对我国国民健康状况的分析采用相关性分析法，相关性分析（Correlation Analysis）是研究现象之间是否存在某种依存关系，并对具体有依存关系的现象探讨其相关方向以及相关程度，是研究随机变量之间的相关关系的一种统计方法。本章选取 QWB 健康质量指标和 SAH 自评健康指标作为因变量来表示健康状况，选取教育、人均家庭收入作为自变量进行相关性分析。

（二）数据来源

本章分析数据主要来源《2011 年中国健康和营养调查》（中国健康与营养调查，英文为 China Health and Nutrition Survey，缩写为 CHNS）。CHNS 调查是由我国预防医学科学联合院与美国卡罗来纳大学人口研究中心针对中国人群健康、医疗、营养、生育等方面做的一项全面调查研究，该调查从 1989 年开始，经过 1991 年、1993 年、1997 年、2000 年、2004 年、2006 年、

2009年、2011年，共做了九次，是分析我国国民健康问题的一个重要数据来源。这项调查采用多阶段随机抽样的方法，2011年抽取了大约7200个家庭的样本，在15个省和市的城市中有30000多人。

（三）实证分析

综合评价QWB指标和SAH指标，两者是分别通过客观状态和主观判断对人群健康所进行的一种评价，QWB指标更侧重于身体机能和行动限制，测算是的健康在人的实际身体机能中的表现得分，更具客观性；而SAH指标则是更侧重于对自身的健康的状况的一种主观判断，会受身体、心理、社会等多方面影响，更具社会性和综合性。通过样本数据结合这两种主客观指标，能更深入、立体分析了解我国群体健康状况。同时选取教育、收入两个重要的人力资本因素实证分析与健康之间的关系，寻找相互之间的内在联系。

1.QWB指标

通过对2011年中国健康和营养调查的样本数据进行整理修正，选取样本6988个，QWB指标的平均分值为0.823，最大值为1，最小值为0.233，同时讲选取的QWB指标按区间进行分类，从分类数据可以看出，我国国民健康状况整体较好，仅仅有1.146%的人群健康状况较差。

表4–3　QWB指标占比分析表

序号	QWB指标分组	样本数	占比
1	0.9~1（含1）	4070	58.249%
2	0.8~0.9（含0.9）	858	12.279%
3	0.6~0.8（含0.8）	1979	28.326%
4	0~0.6（含0.6）	81	1.146%
	合计	6988	100%

2.SAH指标

通过对2011年中国健康和营养调查的样本数据进行整理修正，选取样本6745个，SAH指标按自我评价健康状态分为五类，其中很健康占比13.447%，很不健康占比2.654%，整体来看绝对大部分人觉得自身健康状况较好，在自身接受范围之内。

表 4-4　SAH 指标占比分析表

序 号	SAH 指标分组	样本数	占 比
1	很健康	907	13.447%
2	比较健康	3187	47.250%
3	一般健康	2001	29.666%
4	较差健康	471	6.983%
5	很不健康	179	2.654%
	合计	6745	100%

3. 教育与健康相关性

根据 2011 年中国健康和营养调查的样本数据，将教育分为文盲、小学、初中、高中、大学五大类，同时对应 QWB 指标分组进行百分比统计分析，可以明显看出随着教育程度和学历水平的提高，QWB 指标状态会越来越好，两者成正相关关系。

表 4-5　不同学历水平的 QWB 指标情况表

序号	QWB 指标分组	文盲	小学	初中	高中	大学
1	0.9~1（含 1）	20.54%	44.65%	70.08%	73.04%	72.78%
2	0.8~0.9（含 0.9）	18.98%	13.88%	10.98%	10.21%	9.23%
3	0.6~0.8（含 0.8）	57.73%	39.87%	18.39%	16.08%	16.35%
4	0~0.6（含 0.6）	2.75%	1.60%	0.55%	0.67%	1.64%
	合计	100%	100%	100%	100%	100%

将教育分为文盲、小学、初中、高中、大学五大类，对应 SAH 指标分组也进行百分比统计分析，与 QWB 指标分析结果基本一致，随着教育程度和学历水平的提高，SAH 指标呈现正向上升趋势。

表 4-6　不同学历水平的 SAH 指标情况表

序号	SAH 指标分组	文盲	小学	初中	高中	大学
1	很健康	4.78%	7.34%	16.21%	17.63%	21.26%
2	比较健康	33.48%	42.65%	50.65%	52.74%	52.56%
3	一般健康	45.65%	38.45%	27.89%	25.87%	24.67%
4	较差健康	10.21%	7.23%	3.04%	2.11%	1.02%
5	很不健康	5.88%	4.33%	2.21%	1.65%	0.49%
	合计	100%	100%	100%	100%	100%

4. 收入与健康相关性

根据 2011 年中国健康和营养调查的样本数据，将收入分为 1000 元及以下、1000~5000（含 5000）、5000~10000（含 10000）、10000~30000（含 30000）、30000 以上五档，同时对应 QWB 指标分组进行百分比统计分析，可以看出随着收入的提高，QWB 健康状况中更优健康群体的比率也逐步提高，两者存在明显正相关关系。

表 4-7　不同收入水平的 QWB 指标情况表

序号	QWB 指标分组	1000 元以下	1000~5000	5000~10000	10000~30000	30000 以上
1	0.9~1（含 1）	49.74%	56.87%	58.78%	60.65%	66.42%
2	0.8~0.9（含 0.9）	11.56%	10.89%	10.22%	8.48%	7.88%
3	0.6~0.8（含 0.8）	37.88%	30.82%	29.11%	28.66%	24.02%
4	0~0.6（含 0.6）	0.82%	1.42%	1.89%	2.21%	1.68%
	合计	100%	100%	100%	100%	100%

将收入分为 1000 元及以下、1000~5000（含 5000）、5000~10000（含 10000）、10000~30000（含 30000）、30000 以上五档，对应 SAH 指标分组也进行百分比统计分析，于 QWB 指标分析结果基本一致，随着收入的提高，SAH 指标中很健康和比较健康分组都是呈现正向上升趋势，一般健康及较差健康、很不健康分组呈现下降趋势。

表 4-8　不同收入水平的 SAH 指标情况表

序号	SAH 指标分组	1000 元以下	1000~5000	5000~10000	10000~30000	30000 以上
1	很健康	6.74%	8.93%	14.24%	15.68%	23.66%
2	比较健康	39.82%	43.75%	47.11%	49.33%	49.02%
3	一般健康	40.13%	35.76%	32.61%	29.92%	25.41%
4	较差健康	10.56%	9.67%	5.02%	4.55%	1.48%
5	很不健康	2.75%	1.89%	1.02%	0.52%	0.43%
	合计	100%	100%	100%	100%	100%

（四）分析结论

通过对 QWB 指标和 SAH 指标的交叉分析验证，教育与健康存在明显的正相关关系，健康状况会随着教育水平的不断提高而不断趋好，高学历人群更大比率拥有更好健康状况，低学历人群更大比率拥有较差健康状况。

通过对 QWB 指标和 SAH 指标的交叉分析验证，收入与健康也存在明显的正相关关系，健康状况会随着收入的不断提高而不断趋好，高收入人群更大比率拥有更好健康状况，低收入人群更大比率拥有较差健康状况。

第三节 健康不平等的测量

关于健康不平等的测量，综合国际国内的研究成果来看，主要有以下几种测量方法：极差法、差异指数法、基尼系数法、集中指数法等。这些方法在分析测量健康不平等问题上各有优缺点：极差法是最常见的测量方法，计算简单，结果明晰，但只能展示两者比较直观差距，不能很好反映不同人群健康变化状况。差异指数法最大特点是能对分组人群分布与健康取值比较分析，测量绝对差异，但该方法只能反映同一人群间健康差异，无法反映全部人群的健康差异分布。健康基尼系数法通过对样本分组反映不同人群健康差异变化，能反映全部人群健康状况分布，但也缺乏对其他影响因素的分析测量。集中指数法则是通过加入收入等因素测量影响健康分布，可以更深入分析引起健康不平等问题的原因。因此这些测量方法要针对不同的健康不平等形式灵活运用。

一、健康卫生医疗服务需求不平等的测量

健康卫生医疗服务需求指的是个体在实际过程中所需要的健康卫生医疗服务的一种状况，这种需求是一种客观的、可测量的状况，同时健康卫生医疗需求与个人的主观需要紧密相关。国际通行的对健康卫生医疗服务需求不平等的分析理论是基于人力资本理论的 Grossman 健康需求模型。经济学家很早就将健康看作人力资本的一个重要组成部分，但是直到 1972 年，格罗斯曼（Grossman）才第一次建立了基于人力资本理论的健康需求模型[①]。格罗斯曼通过将健康看作一种人力资本，建立了确定健康需求的模型，进而通过

① Grossman On the Concept of Health Capital and the Demand for Health Journal of Political Economy 1972-2

对健康需求的选择来确定对医疗卫生服务的需求。在此基础上讨论了健康资本折旧率、工资率和教育资本的变化对健康需求和医疗卫生服务需求的影响以及作用机制。该理论强调了健康作为人力资本，区分了健康需求和医疗卫生服务需求格罗斯曼创造性的工作为后来的学者用经济学的框架研究健康需求和医疗服务需求奠定了基础。到目前为止，对格罗斯曼模型理论上的主要扩展有三个方面：一是将不确定性引入到模型中，分析在存在不确定性的情况下，个体对健康需求和医疗卫生服务需求有什么变化；二是将模型从以个人为基础拓展到家庭为健康生产的基本单元；三是建立了在生命周期基础上的健康需求动态模型，并运用面板数据对模型进行实证分析①。现行对健康卫生医疗需求不平等的评价主要采用两周患病率等指标，其不平等的测量主要采用对指标的极差法和极值比率法。两周患病率是一个衡量健康不平等的卫生服务需求指标，可以反映不同群体卫生服务需求差异。根据 2016 年中国卫生统计年鉴中的数据分析，我国人群中不同性别、不同年龄、不同学历、不同居民、不同就业等群体的两周患病率都有不同差异，都表现出不同健康卫生医疗需求不平等。从不同性别来看，城乡居民的两周患病率都展现出女性高于男性。从不同年龄来看，城乡居民的两周患病率总体展现高龄人群和低龄人群普遍偏高。从不同学历来看，城乡居民的两周患病率总体展现出高学历人群患病率低，低学历人群患病率高。从不同居民来看，拥有城镇职工基本医疗保险和城镇居民基本医疗保险的城镇群体两周患病率高于拥有农村新农合基本医疗保险群体。从不同就业状态来看，学生群体的两周患病率最低，离退休群体两周患病率最高。

表 4-9 2003—2013 年全国卫生服务调查地区不同群体两周患病率情况

序号	指标名称	合计			城市			农村		
		2003 年	2008 年	2013 年	2003 年	2008 年	2013 年	2003 年	2008 年	2013 年
1	调查人数	193689	177501	273688	49698	46510	133393	143991	130991	140295
2	患病人次数	27696	33473	66067	7614	10326	37660	20082	23147	28407
3	两周患病率（%）	14.3	18.9	24.1	15.3	22.2	28.2	13.9	17.7	20.2
不同性别两周患病率（%）										
1	男性	13.0	17.0	22.4	13.5	20.3	26.8	12.9	15.9	18.3

① 张琳．我国中老年人健康实证研究——基于性别和城乡的分析［J］．财经问题研究，2012.

续表

序号	指标名称	合计			城市			农村		
		2003 年	2008 年	2013 年	2003 年	2008 年	2013 年	2003 年	2008 年	2013 年
2	女性	15.6	20.7	25.9	17.0	24.0	29.6	15.1	19.4	22.2
不同年龄两周患病率（%）										
1	0–4 岁	13.3	17.4	10.6	10.4	14.7	11.5	14.0	18.0	9.9
2	5–14 岁	7.2	7.7	5.3	6.1	6.4	5.7	7.5	8.0	5.0
3	15–24 岁	5.0	5.0	3.7	4.0	5.1	4.2	5.2	5.0	3.3
4	25–34 岁	8.2	7.5	5.7	6.0	6.3	5.9	9.0	8.0	5.3
5	35–44 岁	12.6	13.6	12.4	10.0	10.2	12.9	13.6	14.8	12.0
6	45–54 岁	19.2	22.7	24.3	16.3	21.4	26.3	20.3	23.3	22.5
7	55–64 岁	25.2	32.2	42.0	25.8	35.5	47.0	24.9	31.0	37.0
8	65 岁及以上	33.8	46.6	62.2	39.7	58.1	73.6	30.2	39.8	48.8
不同学历两周患病率（%）										
1	文盲	24.9	33.8	42.1	32.7	42.7	52.4	23.8	32.5	37.4
2	小学	17.9	24.6	34.7	25.1	36.9	46.0	16.7	22.4	28.2
3	初中	11.7	15.5	23.1	15.1	24.0	31.0	10.5	12.9	16.6
4	高中	10.6	14.3	22.2	11.1	17.6	25.0	10.0	10.9	16.7
5	中专	14.1	17.9	24.8	16.2	22.1	28.5	9.8	9.9	14.2
6	大专	11.5	16.1	17.6	12.3	18.1	19.0	7.6	8.1	11.2
7	大学及以上	11.7	14.3	15.1	12.1	15.5	16.3	7.6	5.9	7.4
不同居民两周患病率（%）										
1	城镇职工	17.8	28.4	38.3	18.2	28.6	38.9	15.5	26.6	33.0
2	城镇居民		14.6	23.6		14.2	22.9		16.7	26.2
3	农村农民	13.8	17.8	19.7	15.1	21.2	22.0	13.5	17.7	18.8
不同就业两周患病率（%）										
1	在岗	14.5	16.8	18.7	9.8	11.5	17.3	15.4	17.9	19.8
2	离退休	33.4	46.3	63.2	33.6	47.2	64.4	32.2	39.9	53.9
3	学生	4.6	4.7	3.4	4.1	4.7	3.9	4.8	4.8	2.9
4	无业	19.5	28.9	39.5	15.5	22.2	38.7	29.1	33.6	40.2

数据来源：国家卫生和计划生育委员会.2016 中国卫生和计划生育统计年鉴［M］. 中国协和医科大学出版社.2017.

二、健康卫生医疗服务利用不平等的测量

健康卫生医疗服务利用是指有卫生需求的人在实际卫生服务中使用健康卫生医疗资源。服务利用不平等也分为垂直不平等和水平不平等。服务利用垂直不平等指不同卫生服务需求而获得相同或差异明显的卫生服务待遇，贫困人群的卫生服务需求得不到满足，而富裕人群的卫生服务需求却获得远超需求的满足。服务利用水平不平等指同等卫生服务需求却获得不同卫生服务，会因收入、社会地位、职业等不同而产生明显差异。健康卫生医疗服务利用通常用“年人均门诊次数”“住院率”“两周就诊率”“病床使用率”等指标呈现，这类指标可以整体反映某一地区健康卫生医疗服务利用状况，但因就诊群体健康状况的差异，该类指标就不能很好反映不同群体因社会地位、经济状况的不同对医疗服务利用的影响状况。因此“应就诊未就诊率”“应住院未住院率”等指标就逐渐被用来反映不同经济状况的人群在健康卫生医疗服务利用上的不平等，这种不平等的测量也主要采用极差法和极值比率法。

（一）极差法

极差法是最常见的一种测量不平等的方法，计算简单明了，极差法又叫全距差法，设定用 R 表示，其计算公式为：

$$R = X_{\max} - X_{\min}$$

R 就表示样本比较数值间最大值与最小值的距离，反映 R 的最大最小峰值波动范围。其中 R 越小，表明观察值波动范围越小，极值差距越小，反之亦然。极差法反映最大健康卫生医疗资源拥有地区或群体与最低健康卫生医疗资源拥有地区或群体之间的差异，此种差异为绝对差异，适用于两个地区或群体之间的比较。

（二）极值比率法

该方法是一种计算相对差距的指标，设定用 B 表示，其计算公式为：

$$B = \frac{X_{\max}}{X_{\min}}$$

B 表示样本比较数值中极大值和极小值的比值。极值比率法可以反映健康卫生医疗资源拥有地区或群体的极大值与低健康卫生医疗资源拥有地区或群体极小值之间的差距倍数，此种差异为相对差异，适用于多个不同地区或群体之间的比较。

从卫生部发布的国家卫生服务调查分析报告数据分析来看，运用极差法和极值比率法测量我国健康卫生医疗服务利用状况，存在明显不平等问题，低收入人群医疗服务利用水平明显低于中高收入人群，这个从应就诊未就诊率可以显著表明不平等。以 2013 年为例，2013 年低收入人口应就诊未就诊比例为 22.4%，其中城市为 24.3%，比城市全体人口平均高 6.7%，农村为 20.7%，比农村全体人口平均高 4%，城市和农村低收入人口的应就诊未就诊比例均高于全人口，低收入群体的健康卫生医疗服务利用水平较差。

表 4-10 2003—2013 年应就诊未就诊情况表 单位：%

序号	调查年份	合计		城市		农村	
		低收入群体	全体平均	低收入群体	全体平均	低收入群体	全体平均
1	2013	22.4	17.1	24.3	17.6	20.7	16.7
2	2008	35.5	25.1	37.6	26.0	34.6	24.7
3	2003	38.1	29.6	34.2	27.8	39.7	30.3

表 4-11 城乡不同收入人群应住院未住院情况表

类别	年份	低收入户	中低收入户	中等收入户	中高收入户	高等收入户
城市	2013 年	36.5	30.5	20.4	17.8	14.9
	2008 年	38.9	32.3	24.2	19.4	17.2
	2003 年	41.6	32.3	22.7	28.2	17.2
	1998 年	46.8	42.6	33.0	29.0	27.4
	1993 年	31.7	23.8	22.4	21.0	16.9
农村	2013 年	29.8	32.1	21.4	20.3	15.2
	2008 年	31.0	28.7	23.7	22.9	16.5
	2003 年	41.0	33.8	31.3	26.4	19.5
	1998 年	51.4	48.3	43.8	39.2	29.9
	1993 年	44.2	39.5	35.4	28.2	25.3

数据来源：1993—2013 年国家卫生服务调查分析报告。

同时从应住院未住院率也可以反映不同群体的医疗服务利用不平等，以2013年为例，城市低收入人群应住院未住院比率达到36.5%，比高等收入人群应住院未住院比率14.9%高出1.45倍，不平等现象明显。同时同为低收入人群的应住院未住院率在城乡间也存在差异，2013年城市低收入人群应住院未住院率为36.5%，比农村低收入人群应住院未住院比率29.8%高出6.7个百分点。

从调查报告中分析，应住院未住院原因有多种，其中经济困难是主要原因。2013年低收入人口需住院者中13.9%因经济困难未住院，城市、农村分别为14.9%和13.0%，均明显高于全人口；同时，因“没必要”和“无时间”未住院的比例则均明显低于全人口。

表4-12　2013年应住院未住院原因情况表　　单位：%

序号	未住院原因	合计		城市		农村	
		低收入群体	全体平均	低收入群体	全体平均	低收入群体	全体平均
1	经济困难	13.9	7.4	14.9	7.2	13.0	7.5
2	没必要	3.7	4.1	4.2	4.4	3.2	3.8
3	无时间	1.3	2.0	1.2	1.7	1.3	2.2
4	无有效措施	0.7	0.8	0.9	0.9	0.6	0.7
5	无床位	0.3	0.3	0.2	0.4	0.3	0.2
6	其他	2.5	2.5	2.8	2.7	2.3	2.2

三、健康卫生医疗资源配置不平等的测量

健康卫生医疗资源配置的不平等既包含卫生实物资源配置的不平等，也包含卫生资源获取的可及性的不平等。卫生资源配置的不平等指的是健康卫生医疗资源在城乡之间、地区之间、群体之间存在明显配置差异，而可及性不平等指个体和家庭在获取卫生资源和服务的过程中在价格、质量、待遇、方便等方面存在差异。评价测量健康卫生医疗资源配置的平等性，主要从两个维度进行评价：第一个是同等医疗需求的人应该平等享有一样的卫生资源，第二个是不同人群获得健康卫生医疗资源的机会和条件是一样的。

（一）极差法

极差法是最常见的一种测量不平等的方法，计算简单明了，极差法又叫全距差法，设定用 R 表示，其计算公式为：

$$R = X_{\max} - X_{\min}$$

R 就表示样本比较数值间最大值与最小值的距离，反映 R 的最大最小峰值波动范围。其中 R 越小，表明观察值波动范围越小，极值差距越小，反之亦然。极差法反映最大健康卫生医疗资源拥有地区或群体与最低健康卫生医疗资源拥有地区或群体之间的差异，此种差异为绝对差异，适用于两个地区或群体之间的比较。

（二）极值比率法

该方法是一种计算相对差距的指标，设定用 B 表示，其计算公式为：

$$B = \frac{X_{\max}}{X_{\min}}$$

B 表示样本比较数值中极大值和极小值的比值。极值比率法可以反映健康卫生医疗资源拥有地区或群体的极大值与低健康卫生医疗资源拥有地区或群体极小值之间的差距倍数，此种差异为相对差异，适用于多个不同地区或群体之间的比较。

（三）基尼系数法

基尼系数是首先用于对收入差距和不平等状况测量，是由意大利著名经济学家基尼（Corrado Gini）创建，也因此以他的名字来命名。该系数是通过绘制的洛伦兹曲线（Lorenz Curve）计算得出的，洛伦兹曲线是一个表示横轴与纵轴之间累计频率的曲线，最早也是用来分析收入差距问题。基尼系数的指标数值在 0~1 之间，不同的取指表达不同的差距程度。根据国际现行的基尼系数数值判定经验，基尼系数数值在 0.5 以上，代表绝对不平等，基尼系数数值在 0.4~0.5 之间，代表不平等差距较大，基尼系数数值在 0.3~0.4 之间，代表相对合理，基尼系数数值在 0.2~0.3 之间，代表健康比较平等，基尼数值在 0.2 以下，代表绝对平等。一般看来衡量基尼系数的警戒线是 0.4。洛伦兹曲线与基尼系数结合能直观反映出多个地区或群体的资源差异程度。

本文将在第五章我国反健康不平等的实践与研究中，对我国健康卫生医疗资源配置开展不平等的实证分析与测量。

四、健康卫生医疗筹资体系不平等的测量

健康卫生医疗筹资平等的核心就是主要体现健康卫生医疗服务筹资是否充分考虑兼顾了不同收入人群的实际承担水平和支付能力。健康卫生医疗筹资不平等主要分为垂直不平等和水平不平等，筹资垂直不平等指不同支付能力的个体和家庭对卫生服务给予相同的支付，贫困家庭、工薪家庭和富裕家庭都承担同样的筹资额度。筹资水平不平等是指具备同等支付能力的个人和家庭对卫生服务给予不同等的支付，体现在一些权贵支付较少费用却占用较多健康卫生医疗资源的不良现象。筹资垂直不平等涉及面更广、涵盖群体大，因此本文做的健康卫生医疗筹资体系不平等测量主要针对筹资垂直不平等开展研究。在世界范围内，目前分析健康卫生医疗筹资体系不平等的主要实证研究方法有家庭筹资贡献率计算法、卫生筹资渠道累进性分析法和个人现金卫生致贫分析法等，本文选取健康卫生医疗筹资渠道累进性分析法，来分析我国目前健康卫生医疗筹资体系不平等现状，该方法是通过对健康卫生医疗筹资体系中各种筹资渠道进行累进性分析，得出累进或累退的分析结果。健康卫生医疗筹资累进性（Progressivity）通常被定义为：医疗支出在特定地区的人口支付能力中的份额增加或减少的程度，因为支付能力增加。主要分为两个方面：第一个是收入增加，医疗支出在支付能力中的比例也同时表现出增加，可以认为卫生筹资是渐进式的；第二个是人们认为卫生筹资是倒退的。如果医疗支出占应支付的比例与收入增长一致，则可视为卫生筹资的平等比例筹资。国际上现行的标准是卫生筹资累进的代表这该国家或地区健康卫生医疗筹资体系是平等的，累退代表是不平等的[①]。筹资累进分析法通常是通过 Kakwani Index（卡克瓦尼指数）和 Concentration Index（集中指数）来量化健康卫生医疗筹资负担的相对分布和绝对分布，通过与基尼系数（Gini coefficient）绘制的洛伦兹曲线对比直观反映累进或累退情况。

---

① 李斌. 健康不平等测量的研究方法分析研究 [J]. 中国卫生经济，2006，25（1）.

（一）集中指数

集中指数是一个用于测量不同群体卫生支出分布情况的量化标准指数，从本质上来说，集中指数是洛伦兹曲线在测量健康不平等领域的进一步运用。集中指数按照人群收入的高低排序，如果人群健康状况分布是完全平等的，集中曲线就和表示完全平等分布线重合，如果健康状况分布完全不平等，即表示收入最高人群拥有全部健康，那么集中曲线就和集中图形中右下角的边重合。集中指数的计算公式是：C=2cov（x，h），其中 C 是集中指数，x 是相关序列，h 是对应的健康水平，是人群总体的平均健康状况，cov（x，h）通过用 h 对 x 求回归计算得出。集中指数表示的数值为样本曲线与对角线之间构成的面积区间的 2 倍，计算数值最大值为 1，最小值为 -1 之间，最大值“1”表示收入最高群体拥有全部健康，而收入最低群体完全不占有健康；最小值“-1”表示收入最低群体拥有全部健康，收入最高群体不占有健康。现实中收入高群体健康总会优于收入低群体，因此集中指数取值一般在 0~1 区间。

（二）洛伦兹曲线

洛伦兹曲线（Lorenz Curve）是一个累计频率曲线，最早用来分析一个国家或地区收入分配不均问题，后来也被广泛运用于测量某一特殊变量分布与表示公平均匀分布的差异。而基尼系数是一种比例数值，在 0 和 1 之间，是国际上用来综合考察居民内部收入分配差异状况的一个重要分析指标。赫希曼根据洛伦兹曲线提出的判断分配平等程度的指标。设实际收入分配曲线和收入分配绝对平等曲线之间的面积为 A，实际收入分配曲线右下方的面积为 B。并以 A 除以（$A+B$）的商表示不平等程度。这个数值被称为基尼系数或称洛伦兹系数。如果 A 为零，基尼系数为零，表示收入分配完全平等；如果 B 为零则系数为 1，收入分配绝对不平等。收入分配越是趋向平等，洛伦兹曲线的弧度越小，基尼系数也越小，反之，收入分配越是趋向不平等，洛伦兹曲线的弧度越大，那么基尼系数也越大。按照国际经验，基尼系数低于 0.2，表示绝对平等，基尼系数在 0.2~0.3 之间，表示比较平等，基尼系数在 0.3~0.4 之间，表示相对合理，基尼系数在 0.4~0.5 之间，表示差距较大，基尼系数在 0.5 以上表示绝对不平等。洛伦兹曲线也被运用到健康不平等测量领域，用于反映一个国家或一个地区人口健康状况随着个体累计的变化状况。

据洛伦兹曲线的基本含义，如下图所示，A 代表健康不平等的收入部分，B 代表收入平等分配的收入部分，因而，基尼系数 $G=\dfrac{S_A}{S_A+S_B}$。

其中，横轴 H 代表人口累计百分比，纵轴 I 代表收入累计百分比，a、b 的距离代表第 i 组人口占总人口的比重 pi，d、e 的距离代表第 i 组收入占总收入的比重（wi），据此可得线段 ab、ad 和 bc 的长度及经济学涵义：

线段 $ab=pi$，表示第 i 组人口占总人口的比重；$ad=ae-de=Qi-wi$，表示各组累计收入占总收入的比重减去第 i 组收入占总收入的比重；$bc=Qi$，表示各组累计收入占总收入的比重。

图 4-1 中，区域 B 被分割为若干份，每一份可以近似看作一个梯形，因而 $abcd$ 的面积可表示为：$S_{abcd}=\dfrac{(Qi-wi+Qi)\times pi}{2}=\dfrac{(2Qi-wi)\times pi}{2}$

因而，B 的面积 $S_B=\sum Si=\sum\dfrac{(2Qi-wi)\times pi}{2}$

据此可得，基尼系数 $G=\dfrac{S_A}{S_A+S_B}=\dfrac{1/2-S_B}{1/2}=1-2S_B=1-\sum(2Qi-wi)\times pi$

其中，由于横轴和纵轴的人口累计百分比最大值均为 1（100%），因而整个正方形的面积为 1，$S_A+S_B=1/2$；$Qi=\sum_{1}^{k}wi$。

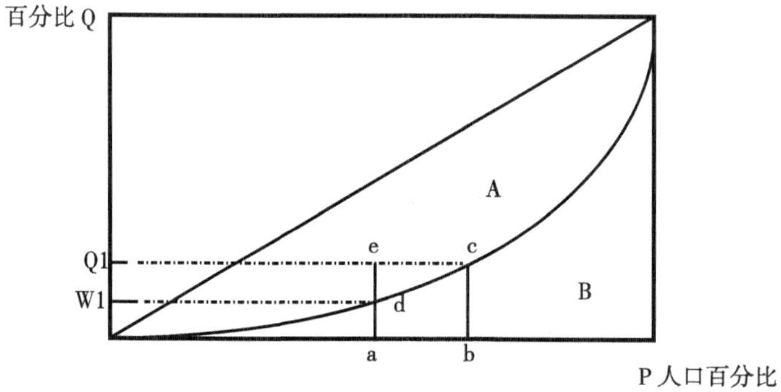

图 4-1　洛伦兹曲线图

（三）Kakwani 指数

Kakwani 指数是一种衡量社会干预的进步程度的指标，被社会学家、统计学家和经济学家广泛使用，它是以最先提出并使用它的经济学家 Kakwani 的名字命名。Kakwani 指数使用基尼系数来衡量社会干预的进步程度，它与社会干预的基尼指数和在实施政策干预前的 Gini 指数之间的差异相等。理论上，Kakwani 指数可以是在 -1 ~ 1 之间，指数越大，社会干预越程度越大。Kakwani 指数最初是用来衡量税收系统的累进率的，后来也被广泛用于检验政府医疗保健服务的公平性。本文运用 Kakwani 指数反映健康卫生医疗筹资渠道偏离均衡点的程度。Kakwani 指数可以具体量化为：健康卫生医疗支出集中指数与基尼系数的差，也就是洛伦兹曲线与集中曲线之间面积的两倍。如果卫生支出与收入水水平相均衡，洛伦兹曲线会与集中曲线重合，表示该种筹资渠道是平等等比例卫生筹资，既不累进也不累退；如果随着收入的提高，卫生支出比例也逐步提高，表示该种筹资渠道是累进的；反之就是累退，低收入人群承担的卫生筹资比重大于其收入占全部人群收入的比重[①]。

本文将在第五章我国反健康不平等的实践与研究中，对我国健康卫生医疗筹资体系开展不平等的实证分析与测量。

第四节　健康不平等相关指标主成分回归分析

一、主成分回归分析法概况

回归分析（Regression Analysis）是研究一个变量（通常称为因变量）与另一个或多个变量（通常称为自变量）相互影响关系的一种定量分析方法。回归分析法应用范围较广，根据自变量数量的不同，可以将其划分为一元回归分析和多元回归分析；根据因变量数量，可以将其划分为简单回归分析与多重回归分析两种；依据两种变量之间的关系，可以将其划分为线性回归分

① Kakwani. Income inequality and economic residential segregation [M]. Journal of Epidemical Community Health, vol.56: 165—166.

析和非线性回归分析。当回归分析中的自变量和因变量只有一个，同时二者之间呈线性关系时，便出现了一元线性回归分析；当回归分析中的自变量和因变量至少为两个时便出现了多重线性回归分析。

主成分分析法（PCA）还被称之为主轴分析法和主分量分析法，它是一种转化多个指标为综合指标的分析方法。主成分分析法可以应用于图像处理、模式识别、故障诊断以及综合评价等领域，主要利用同一组别的变量线性组合对变量方差以及协方差结构做出解释，从而实现压缩数据以及解释数据的目标。在主成分分析法中，通过加工处理原始数据的途径，使问题的难度大大降低，不仅如此，数据信息的信噪比也随之得到提升。从主成分分析法的本质来看，它是一种线性映射法，对度量指标来说，不仅要真实、客观，而且要体现不同个体之间的差别，当同一指标对不同个体取值都大致相当时，该指标难以满足区分个体的需要。从这一角度来分析，处于不同个体之间的各项指标之间的变异越是明显，越是能够满足个体区分需要。主成分分析是一种统计分析手段，数据分析并不是真正的目的，因此当分析大型项目时经常采用这一分析方法。除此之外，这种方法还可以用于判别分析、聚类分析等。当多重回归中的自变量之间的高度存在相关性时，部分回归参数的预测值缺乏稳定性，甚至可能出现完全不符合常理、很难做出解释的情况。面对这一状况，可以利用主成分分析发对其中的主成分进行分析，存在显著相关性的变量经综合后会出现于相同主成分中，各个主成分之间具有独立性，因此只要主成分多保留一些，就不会出现过多损失原变量信息的情况。如此一来，如果多重回归中的自变量为主成分时，共线性的情况就不会出现。尽管部分主成分回归与原变量回归之间并不存在完全相等的关系，可是却能免于虚假信息的影响，使分析结果更加合理。

主成分回归模型的相关公式及含义。设有 p 个观测变量 $x_1, x_{2,} \ldots, x_p$ 等，考虑有如下多元回归模型：

$$\mathrm{Y} = \beta_1 x_1 + \beta_2 x_2 + \ldots + \beta_p x_p + \varepsilon \tag{1}$$

并且

$$E(\varepsilon) = 0, \operatorname{var}(\varepsilon) = \sigma^2, Cov(\varepsilon_i, \varepsilon_j) = 0, (i \neq j)$$

在估计上面的回归系数时有多种方法，如最小二乘法、极大似然法等，其中最常见是最小二乘法，并且理论已经证明了如果上述模型（1）满足高斯马尔科夫条件是，上述的系数估计是一致方差最小无偏估计。样本量过小时会出现维度的个数大于样本量的情况，通常称为高维。此时就不适合用一般的回归分析了，处理这种问题时，需要考虑对原先的指标进行合并即所谓的降维，主成分是一种很好的降维方法。具体降维方法如下：

若 $F_1 = a_{11}x_1 + a_{12}x_2 + \ldots + a_{1p}x_p$，$a_{11}^2 + a_{12}^2 + \ldots + a_{1p}^2 = 1$，且使 Var（$F_1$）最大，则称 F_1 为第一主成分；

若 $F_2 = a_{21}x_1 + a_{22}x_2 + \ldots + a_{2p}x_p$，$a_{21}^2 + a_{22}^2 + \ldots + a_{2p}^2 = 1$，且使 Var（$F_2$）最大，则称 F_2 为第二主成分；

类似地，可有第三、四、五…主成分，至多有 m 个主成分。利用主成分分析得到 $p\ (p \leqslant n)$ 个主成，分别记为 F_1、F_2、…F_m，之后利用主成分分析的性质即 P 个主成分之间是彼此不相关的，且 $Var(F_i) = \lambda_i$ 为第 i 大的特征值。此时可以将 m 个主成分的得分的结果作为新的观测值与因变量建立主成分回归模型如下：

$$Y_i = a_1F_1 + a_2F_2 + \ldots + a_pF_m + \varepsilon \tag{2}$$

其中 F_i 代表第 i 个主成分得分，这样做使得变量的维度从 p 维降到了 m 维 $(m \leqslant p)$，不仅简化了回归模型的结构，同时也消除了变量间的相关性所带来的影响。

二、健康不平等指标主成分回归分析

（一）数据来源

本文研究数据主要来源国家统计局发布的 2000—2016 年《中国统计年鉴》、国家卫生和计划生育委员会 2000—2016 年《中国卫生统计年鉴》和《1991—2011 年中国健康和营养调查》，同时也参考借鉴了相关省市地方的统计年鉴数据。通过以上数据选取主要健康统计指标：居民平均就诊次数、病床使用率、居民年住院率、医疗卫生机构数、医疗卫生人员数、医疗卫生床位数、医疗卫生人员总人数、每万人口卫生技术人员数、医疗床位人员总人数、每万人口卫生技术人员数、卫生费用总量、卫生费用占 GDP 占比、人均卫生费用、个人卫生现金支出占比等。主要健康水平指标：婴儿死亡率等。

（二）分析过程

影响我国健康及健康不平等指标有很多，本研究将健康水平指标设为因变量，将健康统计指标设为自变量，进行主成分分析和回归分析。同时根据健康不平等表现形式，分别分析健康卫生医疗资源配置不平等的主成分因子、健康卫生医疗筹资体系不平等主成分因子、健康卫生医疗服务利用不平等的主成分因子的相关情况，为后续构建健康不平等评价指数奠定基础。

1. 主成分分析

本文采用SPSS22软件对数据进行分析，将健康卫生医疗资源配置不平等的相关指标，即医疗卫生机构数、医疗卫生床位数、医疗卫生人员数、基层医疗卫生机构数、乡村卫生室数、专业公共卫生机构数、基层医院卫生人数、乡村卫生室人员数、专业卫生机构人数、社区卫生服务中心数、门诊部数、卫生技术人员数、社区卫生服务中心（站）床位数、基层医疗卫生机构床位数、乡镇卫生院床位数等15个指标进行主成分分析。

表4-13　2008—2016年全国卫生资源配置指标表

序号	指标	2016年	2015年	2014年	2013年	2012年	2011年	2010年	2009年	2008年
1	医疗卫生机构数（个）	983394	983528	981432	974398	950297	954389	936927	916571	891480
2	基层医疗卫生机构（个）	926518	920770	917335	915368	912620	918003	901709	882153	858015
3	社区卫生服务中心数（个）	34327	34321	34238	33965	33562	32860	32739	27308	24260
4	村卫生室数（个）	638763	640536	645470	648619	653419	662894	648424	632770	613143
5	门诊部（所）数（个）	216187	208572	200130	195176	187932	184287	181781	182448	180752
6	专业公共卫生机构数（个）	24866	31927	35029	31155	12083	11926	11835	11665	11485
7	卫生人员数（万人）	1117	1069	1023	979.05	911	861.6	820.75	778.14	725.18

续表

序号	指标	2016 年	2015 年	2014 年	2013 年	2012 年	2011 年	2010 年	2009 年	2008 年
8	卫生技术人员数（万人）	845.44	800.75	758.98	721.06	667.55	620.29	587.62	553.51	517.45
9	乡村医生和卫生员数（万人）	100.03	103.15	105.82	108.11	109.44	112.64	109.19	105.1	93.83
10	卫生机构床位数（万张）	741.05	701.52	660.12	618.19	572.48	515.99	478.68	441.66	403.87
11	医院床位数（万张）	568.89	533.06	496.12	457.86	416.15	370.51	338.74	312.08	288.29
12	基层卫生机构床位数（万张）	144.19	141.38	138.12	134.99	132.43	123.37	119.22	109.98	97.1
13	社区卫生中心床位数（万张）	20.27	20.1	19.59	19.42	20.32	18.71	16.88	13.13	9.8
14	乡镇卫生院床位数（万张）	122.39	119.61	116.72	113.65	109.93	102.63	99.43	93.34	84.69
15	专业卫生机构床位数（万张）	24.72	23.63	22.3	21.49	19.82	17.81	16.45	15.4	14.66
	婴儿死亡率（‰）	7.5	8.1	8.9	9.5	10.3	12.1	13.1	13.8	14.9

数据来源：国家统计局网站数据 http：//data.stats.gov.cn/easyquery.htm?cn=C01

表 4-14　2000—2007 年全国卫生资源配置指标表

序号	指标	2007 年	2006 年	2005 年	2004 年	2003 年	2002 年	2001 年	2000 年
1	医疗卫生机构数（个）	912263	918097	882206	849140	806243	1005004	1029314	1034229
2	基层医疗卫生机构（个）	878686	884818	849488	817018	774693	973098	995670	1000169
3	社区卫生服务中心数（个）	27069	22656	17128	14153	10101	8211		
4	村卫生室数（个）	613855	609128	583209	551600	514920	698966	698966	709458
5	门诊部（所）数（个）	197083	212243	207457	208794	204468	219907	248061	240934
6	专业公共卫生机构数（个）	11528	11269	11177	10878	10792	10787	11471	11386

续表

序号	指标	2007 年	2006 年	2005 年	2004 年	2003 年	2002 年	2001 年	2000 年
7	卫生人员数（万人）	696.44	668.12	644.72	633.27	621.7	652.87	687.45	691.04
8	卫生技术人员数（万人）	491.32	472.84	456.41	448.6	438.09	426.98	450.77	449.08
9	乡村医生和卫生员数（万人）	93.18	95.75	91.65	88.31	86.78	129.06	129.06	131.94
10	卫生机构床位数（万张）	370.11	351.18	336.75	326.84	316.4	313.61	320.12	317.7
11	医院床位数（万张）	267.51	256.04	244.5	236.35	226.95	222.18	215.56	216.67
12	基层卫生机构床位数（万张）	85.03	76.19	72.58	71.44	71.05	71.05	77.14	76.65
13	社区卫生中心床位数（万张）	7.66	4.12	2.5	1.81	1.21	1.2		
14	乡镇卫生院床位数（万张）	74.72	69.62	67.82	66.89	67.27	67.13	74	73.48
15	专业卫生机构床位数（万张）	13.29	13.5	13.58	12.73	12.61	12.37	12.02	11.86
	婴儿死亡率（‰）	15.3	17.2	19	21.5	25.5	29.2	30	32.2

数据来源：国家统计局网站数据。

考虑到数据中变量的量纲不同，在抽取主成分时是基于相关系数矩阵。主成分个数的一个选取原则为通过取数据矩阵对应的特征值大于 1 的前 n 个主成分。若主成分对应的特征值小于 1，说明该主成分的解释力度还不如直接引入一个原变量的平均解释力度大。从表（4–15）中可以得到特征值大于 1 的主成分有三个，因此选取前三个主成分，同时注意到前三个主成分的累积方差贡献率达到 98.335%。

表 4–15 健康卫生医疗资源配置不平等指标方差分解主成分提取分析表

总方差解释					
成 分	初始特征值			提取载荷平方和	
	特征值	贡献率	累积贡献率	特征值	贡献率
1	7.021	48.231%	48.231%	7.021	48.231%
2	3.952	33.652%	81.883%	3.952	33.652%

续表

总方差解释					
3	1.726	16.452%	98.335%	1.726	16.452%
4	0.172	1.074%	99.409%		
5	0.084	0	0.99		
6	0.041	0	1.00		
7	0.034	0	1.00		
8	0.012	0	1.00		
9	0	0	1.00		
10–15	0	0	1.00		

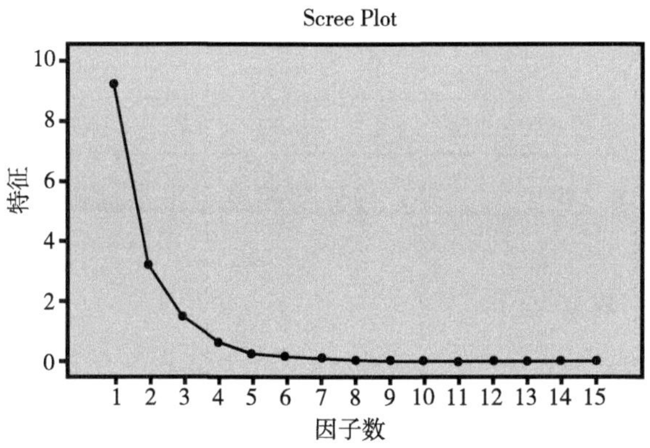

图 4–2　主成分分析碎石图

从表 4–15 可以看出，在三个主成分中，8 个指标均位于第一主成分或者第二主成分上，从而说明第一主成分和第二主成分基本反映了这些指标的信息。因此提取的三个主成分可以基本反映全部指标的信息。三个主成分反映的信息量占到总体信息量的 98.335%。所以可用三个主成分作为三个新的变量来代替原来的 15 个变量。将上述的主成分对应的特征值画成折线图即所谓的碎石图（图 4–2），图 4–2 比较直观的表现了这一结果，碎石图在 m=3 时出现明显的拐点。

经进一步运算后，可得初始 3 个因子的载荷矩阵。

表 4-16　主成分初始因子载荷矩阵

序号	主成分指标	主成分		
		RC1	RC2	RC3
1	医疗卫生机构数	0.211	0.954	0.175
2	医疗卫生床位数	0.967	0.086	0.209
3	医疗卫生人员数	0.945	0.189	0.228
4	基层医疗卫生机构数	0.068	0.990	0.058
5	乡村卫生室数	0.125	0.983	–0.061
6	专业公共卫生机构数	0.691	0.093	0.716
7	乡村卫生室人员数	–0.123	0.958	–0.035
8	基层医院床位数数	0.983	0.137	0.058
9	乡村卫生机构床位数	0.974	0.168	0.108
10	专业卫生机构床位数	0.957	0.051	0.241

通过表 4–16，得到的主成分得分与健康水平指标进行回归。回归模型如下：

第一主成分数据模型如下：

$$Z_1 = 0.211x_1 + 0.967x_2 + 0.945x_3 + 0.068x_4 + 0.125x_5 + 0.691x_6 - 0.123x_7 + 0.983x_8 + 0.974x_9 + 0.957x_{10} \quad (3)$$

第一主成分中的卫生机构床位数类指标的系数相对较大，因此可以将第一主成分看成是医疗卫生机构床位数因子。

第二主成分数据模型如下：

$$Z_2 = 0.954x_1 + 0.086x_2 + 0.189x_3 + 0.990x_4 + 0.983x_5 + 0.093x_6 + 0.958x_7 + 0.137x_8 + 0.168x_9 + 0.051x_{10} \quad (4)$$

第二主成分中的卫生机构数类指标的系数相对较大，因此可以将第二主成分看成是医疗卫生机构数因子。

第三主成分数据模型如下：

$$Z_3 = 0.175x_1 + 0.209x_2 + 0.228x_3 + 0.058x_4 - 061x_5 + 0.716x_6 - 0.035x_7 + 0.058x_8 + 0.108x_9 + 0.241x_{10} \quad (5)$$

第三主成分中的卫生人员数类指标的系数相对较大，因此可以将第二主成分看成是医疗卫生人员数因子。

综上所述，可以将影响健康水平指标的卫生资源配置不平等指标的三个主成分的影响因素归纳为医疗卫生机构数因子、医疗卫生床位数因子和医疗卫生人员数因子。

2. 回归分析

表 4–17 同时给出了 R、R^2 以及调整的 R^2，为了避免因为样本量对拟合优度的影响，选取调整的 R^2 作为拟合优度的模型解释能力的指标。调整的 R^2 达到 0.9027，即说明了模型的整体的拟合优度较好，变量的解释能力较强。

表 4–17　回归分析指标表

模型	R	R^2	调整后的 R^2	估计的标准误差
1	0.9027	0.973	0.8803	1.2023

回归模型不仅需要判断模型的拟合优度，而且还需要对模型的整体进行检验。对于模型的整体检验，其检验的原假设和备择假设如下：

H0：回归系数都为 0　　vs　H1：回归系数不全为 0

表 4–18 为回归结果的方差分析表，从表的最后的 p 值小于 0.05 可以得到没有充分理由接受原假设，因此有理由相信模型的回归系数不全为 0。

表 4–18　主成分回归方差分析表

模型		平方和	自由度	均方	F	P 值
1	回归	261.688	1	261.688	216.678	.000b
	残差	8.454	7	1.208		
	总体	270.142	8			
2	回归	261.849	2	130.925	94.725	.000c
	残差	8.293	6	1.382		
	总体	270.142	8			

续表

模型		平方和	自由度	均方	F	P值
3	回归	261.688	1	261.688	216.678	.000b
	残差	8.454	7	1.208		
	总体	270.142	8			

模型的整体回归系数通过检验，则分别对三个主成分的系数进行单独检验，其原假设和备择假设分别如下：

H0：第 i 个主成分的回归系数为 0　vs　H1：第 i 个主成分的回归系数不为 0

该检验的检验统计量为服从 t 分布，具体结果见表 4–19。通过该表可以得到通过逐步回归，最终只选取了第一个主成分作为自变量。

表 4–19　主成分回归系数

模型		非标准化系数		标准化系数	t值	P值	是否通过检验
		回归系数	标准误	回归系数			
1	（截距项）	16.947	0.676		25.065	2.16e–12	是
	第一主成分	–7.365	0.696	–.984	–10.569	9.44e–8	是
2	（截距项）	16.947	0.676		25.065		是
	第一主成分	–7.365	0.696	–.984	–10.569		是
	第二主成分	.142	0.696	.024	2.985	0.0105	是
3	（截距项）	16.947	0.676		25.065		是
	第三主成分	–7.365	0.389	–.984	0.111	0.9135	否

通过逐步回归选取有显著影响的变量，最后确定 F_1 作为回归的自变量。上表可以写出因变量即健康指标儿童死亡率 Y 关于第一主成分的回归模型如下：

$$Y = 16.947 - 7.365Z_1 \qquad (6)$$

把（3）式代入到（6）式中，可以得到如下数据模型：

$$Y = 16.947 - 5.7190.211x_1 + 0.967x_2 + 00.945x_3 + 0.068x_4 + 0.125x_5 + 0.691x_6 - 0.123x_7 + 0.983x_8 + 0.974x_9 + 0.957x_{10}$$

运算结果如下：

$$Y = 16.947 - 5.050x_1 + 5.061x_2 + 4.924x_3 + 1.178x_4 - 1.773x_5 + 2.694x_6 + 4.398x_7 + 4.507x_8 - 4.644x_9 - 0.303x_{10}$$

由此可以得出各类反映健康卫生资源配置的统计指标对健康水平指标儿童死亡率的影响因素大小顺序为：医疗卫生床位数因子 > 医疗卫生机构数因子 > 医疗卫生人员数因子。

（三）分析结论

本节通过对健康不平等的各项健康统计指标和健康水平指标的关系进行主成分分析，获得了影响健康不平等的主成分，接着对主成分进行回归，得到回归方程，回归方程通过了 R、F、DW 等统计检验，拟合性良好。通过对回归方程的系数的大小比较，获得各因素影响的大小。通过同样的主成分回归分析法分析得出健康水平指标与健康卫生医疗筹资体系不平等主成分指标、健康水平指标与健康卫生医疗服务利用不平等的主成分指标的相关情况。通过以上主成分分析主要获得了如下结论：

一是各类反映健康卫生资源配置的统计指标对健康水平指标的主成分和影响因素大小顺序为：医疗卫生床位数因子 > 医疗卫生机构数因子 > 医疗卫生人员数因子。

二是各类反映健康卫生筹资体系的统计指标对健康水平指标的主成分和影响因素大小顺序为：卫生费用总量因子卫生费用总量因子 > 人均卫生费用因子 > 卫生费用占 GDP 占比因子 > 个人卫生现金支出占比因子。

三是各类反映健康卫生服务利用的统计指标对健康水平指标的主成分和影响因素大小顺序为：病床使用率因子 > 居民年住院率因子 > 居民平均就诊次数因子。

第五节　健康不平等评价指数

一、健康不平等评价指数创建思路

通过对健康不平等问题的深入研究，国内外现有对健康和健康不平等量化测量能从单一方面反映其不平等问题，如健康卫生医疗资源配置不平等、健康卫生医疗筹资体系不平等等，但这些都不能很好综合评价一个国家或地区健康不平等程度，本文立足现有研究成果，创新性地提出健康不平等评价指数的概念，构建健康不平等评价指数的指标系统，用于综合评价一个国家或地区健康不平等程度，弥补现有健康不平等评价体系的空白。指数构建思路上采用分级指标体系和加权评分法，设定一级、二级指标体系，通过对各指标赋予相应权重，然后采用无量纲化法处理分析数据值，最后得出反映健康不平等程度的量化指标值。

二、健康不平等评价指数体系构成

不平等评价指数采用分级指标体系，由 5 个一级指标和 18 个二级指标组成。一级指标主要由健康不平等的四个表现形式（健康卫生医疗服务需求不平等、健康卫生医疗服务利用不平等、健康卫生医疗资源配置不平等、健康卫生医疗筹资体系不平等）和健康水平国际衡量指标组成，通过量化得分综合反映一个国家或区域健康不平等程度。二级指标是通过上节中对健康不平等统计值指标进行的主成分回归分析后得出的主要因素因子。健康卫生医疗服务利用不平等一级指标下包括居民平均就诊次数、病床使用率、居民年住院率三个二级指标。健康卫生医疗资源配置不平等一级指标包括医疗卫生机构数、医疗卫生人员数、医疗卫生床位数三个二级指标，同时医疗卫生人员数二级指标分为反映人数规模的医疗卫生人员总人数和反映人均水平的每万人口卫生技术人员数，医疗卫生床位数数二级指标分为反映人数规模的医疗床位人员总人数和反映人均水平每万人口卫生技术人员数。健康卫生医疗筹资体系不平等一级指标包括卫生费用总量、卫生费用占 GDP 占比、人均卫生费用、个人卫生现金支出占比四个二级指标。健康卫生医疗服务需求不平等一级指标下包括 QWB 健康质量指标、SAH 自评健康指标、两周患病率三个二级指标。健康水平国际衡量指标包含人均预期寿命、孕产妇死亡率、婴儿死亡率三个二级指标。

表 4–20　健康不平等评价指数指标表

序号	一级指标	二级指标
1	健康卫生医疗服务需求不平等	1.QWB 健康质量指标
		2.SAH 自评健康指标
		3. 两周患病率
2	健康卫生医疗服务利用不平等	1. 病床使用率
		2. 居民年住院率
		3. 居民平均就诊次数

续表

<table>
<tr><th>序号</th><th>一级指标</th><th colspan="2">二级指标</th></tr>
<tr><td rowspan="5">3</td><td rowspan="5">健康卫生医疗资源配置不平等</td><td colspan="2">1. 医疗卫生机构数</td></tr>
<tr><td rowspan="2">2. 医疗卫生床位数</td><td>医疗卫生床位数</td></tr>
<tr><td>每万人口卫生机构床位数</td></tr>
<tr><td rowspan="2">3. 医疗卫生人员数</td><td>医疗卫生人员总人数</td></tr>
<tr><td>每万人口卫生技术人员数</td></tr>
<tr><td rowspan="4">4</td><td rowspan="4">健康卫生医疗筹资体系不平等</td><td colspan="2">1. 卫生费用总量</td></tr>
<tr><td colspan="2">2. 人均卫生费用</td></tr>
<tr><td colspan="2">3. 卫生费用占 GDP% 占比</td></tr>
<tr><td colspan="2">4. 个人卫生现金支出占比</td></tr>
<tr><td rowspan="3">5</td><td rowspan="3">健康水平国际衡量指标</td><td colspan="2">1. 人均预期寿命</td></tr>
<tr><td colspan="2">2. 孕产妇死亡率</td></tr>
<tr><td colspan="2">3. 婴儿死亡率</td></tr>
</table>

三、健康不平等评价指数评定方法

（一）健康不平等评价指数量化测量采用加权评分法

本文构架的健康不平等评价指数采用分级指标加权评分，这种方法适用于各个评价指标之间相互独立并且都能为反映上级指标的不平等程度做出量化贡献，该方法计算简单、得分直观、结果明晰、实用性强。健康不平等评价指数总分设定为 100 分，评价得分分布在 0~100 分之间，分值越小，反映评价国家或地区健康不平等程度越高；分值越大，反映评价国家或地区健康不平等程度越低。各指标权重分配主要依据指标重要程度分配赋值。

（二）健康不平等评价指数数据处理采用无量纲化法

无量纲化也叫指标数据的标准化、规范化，是通过数学的变换来消除原始指标中量纲影响的统计学方法。无量纲化的方法归结起来有三大类：直线型无量纲化方法、折线型无量纲化方法和曲线型无量纲化方法。为了尽可能真实反映样本数据背后客观规律的真实情况，排除因各种指标的量纲不同以及指标数值间量级的差距而引起的分析误差，避免不合理的分析结果发生，本文采用直线性无量纲化法中的极值处理法。

无量纲化的极值处理法：假设有 n 个评价单位，评价指标有 m 个，记 i=1、2、3、…n，j=1、2、3、…、m。以 X_{ij} 表示第 i 个评价单位的第 j 项指标的原始数据值，Sj 表示第 j 项指标的权重分值，Y_{ij} 表示第 i 个评价单位的第 j 项指标的得分值，max（x_j）表示第 j 项评价指标的最大值，min（x_j）表示第 j 项评价指标的最小值。同时将指标分为高优指标和低优指标。

高优指标指数值越大越好，分值计算公式为：

$$y_{ij}=s_j\left[\frac{x_{ij}-\max\left(x_j\right)}{\max\left(x_j\right)-\min\left(x_j\right)}\right]$$

在评价指标的样本数值中找出该指标的最大值和最小值，最大值赋予满分，最小值赋予 0 分，最大值与最小值之间的指标按照线性插值法计算对应的得分。

低优指标指数值越小越好，分值计算公式为：

$$y_{ij}=s_j\left[\frac{\max\left(x_j\right)-x_{ij}}{\max\left(x_j\right)-\min\left(x_j\right)}\right]$$

在评价指标的样本数值中找出该指标的最大值和最小值，最大值赋予 0 分，最小值赋予满分，最大值与最小值之间的指标按照线性插值法计算对应的得分。

（三）健康不平等评价指数评定步骤

健康不平等评价指数评定主要分为三个步骤，第一步是通过国内外公开统计数据选取评价指标体系中三级指标的样本数据值，第二步是对选取的指标样本数据进行无量纲化处理，计算得出处理后的对应数值，第三步是将指标对应数值乘以设定的指标权重，得到指标得分，最后相加全部指标得分得出最终健康不平等评价指数。

表 4-21　健康不平等评价指数评定步骤表

<table>
<tr><th>序号</th><th colspan="2">二级指标</th><th>权重</th><th>指标类型</th><th>评分原则和步骤</th></tr>
<tr><td>1</td><td colspan="2">QWB 健康质量指标</td><td>5</td><td>高优指标</td><td>1. 以《2011 年中国健康和营养调查》数据进行整理，得到样本指标数值；
2. 对数据进行无量纲化处理，得到处理后对应数值；
3. 将指标对应数值乘以相应权重，得到指标得分。</td></tr>
<tr><td>2</td><td colspan="2">SAH 自评健康指标</td><td>5</td><td>高优指标</td><td>1. 以《2011 年中国健康和营养调查》数据进行整理，得到样本指标数值；
2. 对数据进行无量纲化处理，得到处理后对应数值；
3. 将指标对应数值乘以相应权重，得到指标得分。</td></tr>
<tr><td>3</td><td colspan="2">两周患病率</td><td>5</td><td>低优指标</td><td>1. 以《2011 年中国健康和营养调查》数据进行整理，得到样本指标数值；
2. 对数据进行无量纲化处理，得到处理后对应数值；
3. 将指标对应数值乘以相应权重，得到指标得分。</td></tr>
<tr><td>4</td><td colspan="2">居民平均就诊次数</td><td>5</td><td>高优指标</td><td rowspan="12">1. 以国家卫生与计划委员会发布的中国卫生和计划生育统计年鉴数据进行整理，获取样本区域的居民平均就诊次数、病床使用率、居民住院率、医疗卫生机构数、卫生人员总人数、每千人口卫生技术人员数、医疗卫生床位数、每千人口卫生机构床位数、卫生费用总量、卫生费用占 GDP 占比、人均卫生费用、个人卫生现金支出占比等指标数据；
2. 对居民平均就诊次数、病床使用率、居民住院率、医疗卫生机构数、卫生人员总人数、每千人口卫生技术人员数、医疗卫生床位数、每千人口卫生机构床位数、卫生费用总量、卫生费用占 GDP 占比、人均卫生费用、个人卫生现金支出占比等指标数据进行无量纲化处理，得到处理后对应数值；
3. 将处理后居民平均就诊次数、病床使用率、居民住院率、医疗卫生机构数、卫生人员总人数、每千人口卫生技术人员数、医疗卫生床位数、每千人口卫生机构床位数、卫生费用总量、卫生费用占 GDP 占比、人均卫生费用、个人卫生现金支出占比等指标对应数值乘以相应权重，得到指标得分。</td></tr>
<tr><td>5</td><td colspan="2">病床使用率</td><td>5</td><td>高优指标</td></tr>
<tr><td>6</td><td colspan="2">居民年住院率</td><td>5</td><td>高优指标</td></tr>
<tr><td>7</td><td colspan="2">医疗卫生机构数</td><td>5</td><td>高优指标</td></tr>
<tr><td>8</td><td rowspan="2">医疗卫生人员数</td><td>医疗卫生人员总人数</td><td>5</td><td rowspan="2">高优指标</td></tr>
<tr><td>9</td><td>每万人口卫生技术人员数</td><td>5</td></tr>
<tr><td>10</td><td rowspan="2">医疗卫生床位数</td><td>医疗卫生床位数</td><td>5</td><td rowspan="2">高优指标</td></tr>
<tr><td>11</td><td>每万人口卫生机构床位数</td><td>5</td></tr>
<tr><td>12</td><td colspan="2">卫生费用总量</td><td>5</td><td>高优指标</td></tr>
<tr><td>13</td><td colspan="2">卫生费用占 GDP% 占比</td><td>5</td><td>高优指标</td></tr>
<tr><td>14</td><td colspan="2">人均卫生费用</td><td>5</td><td>高优指标</td></tr>
<tr><td>15</td><td colspan="2">个人卫生现金支出占比</td><td>5</td><td>低优指标</td></tr>
</table>

续表

序号	二级指标	权重	指标类型	评分原则和步骤
16	人均预期寿命	5	高优指标	1. 以国家统计局发布的 2010 年全国各省的人均预期寿命数据进行整理，得到样本指标数值； 2. 对数据进行无量纲化处理，得到处理后对应数值； 3. 将指标对应数值乘以相应权重，得到指标得分。
17	孕产妇死亡率	10	低优指标	1. 以国家卫生与计划委员会发布的中国卫生和计划生育统计年鉴数据进行整理，得到样本数值； 2. 对数据进行无量纲化处理，得到处理后对应数值； 3. 将指标对应数值乘以相应权重，得到指标得分。
18	婴儿死亡率	10	低优指标	1. 以国家卫生与计划委员会发布的中国卫生和计划生育统计年鉴数据进行整理，得到样本数值； 2. 对数据进行无量纲化处理，得到处理后对应数值； 3. 将指标对应数值乘以相应权重，得到指标得分。

第六节　本章小结

本节从健康的表现形态和健康标准出发，先从健康本身的测量指标开始学术分析研究，选取了国际上比较流行的 QWB（Quality of Well-Being，健康质量）健康质量指标和 SAH（Self-Assessed Health，自评健康）指标。QWB 指标是全面评价人健康状况的一个定量测量指标，测量指标数值在 0—1 区间，0 表示死亡，1 表示完全健康。SAH 指标是通过对调查者健康状况的自我主观评价而自测出的健康指标体系，是基于个人对自身的身体、心理、社会适应等几个方面的综合评价，是将主观心理和客观身体状况结合在一起而形成的对自身健康状况的一种评价。按照健康等级可以分为五类：很健康、比较健康、一般健康、较差健康、很不健康。本章通过《2011 年中国健康和营养调查》（中国健康和营养调查，英文 China Health and Nutrition Survey，缩写为 CHNS）样本数据，结合这两种健康测量的主客观指标做实证分析，深入、立体分析了解我国群体健康状况，同时选取教育、收入两个重要的人力资本因素实证分析与健康之间的关系，寻找相互之间的内在联系。同时归纳总结关于健康不平等主要测量方法：极差法、差异指数法、基尼系数法、集中指数法等。这些方法在分析测量健康不平等问题上各有优缺点，运用这些方法可以量化测量我国存在的健康卫生医疗服务需求不平等、健康卫生医疗服务利用不平等、健康卫生医疗资源配置不平等、健康卫生医疗筹资体系不平等。最后，依据现有国内外健康及健康不平等测量的现有成果，创新性地提出健康不平等评价指数的概念，构建健康不平等评价指数的指标系统，用于综合评价一个国家或地区健康不平等程度，弥补现有健康不平等评价体系的空白。

通过分析研究得出如下基本结论：

（1）健康测量指标对比分析。综合评价 QWB 指标和 SAH 指标，两者是分别通过客观状态和主观判断对人群健康做出的一种评价。QWB 指标更侧重于身体机能和行动限制，测算是的健康在人的实际身体机能中的表现得分，更具客观性；而 SAH 指标则是更侧重于对自身的健康的状况的一种主观判断，会受身体、心理、社会等多方面影响，更具社会性和综合性。

（2）通过对健康测量的主客观指标 QWB 指标和 SAH 指标的交叉分析验

证实证分析得出结论，教育与健康存在明显的正相关关系，健康状况会随着教育水平的不断提高而趋好，高学历人群更大比率拥有更好健康状况，低学历人群更大比率拥有较差健康状况。收入与健康也存在明显的正相关关系，健康状况会随着收入的不断提高而趋好，高收入人群更大比率拥有更好健康状况，低收入人群更大比率拥有较差健康状况。

（3）健康不平等测量指标对比分析。极差法是最常见的测量方法，计算简单、结果明晰，但只能展示两者比较直观差距，不能很好反映不同人群健康变化状况。差异指数法最大特点是能对分组人群分布与健康取值比较分析，测量绝对差异，但该方法只能反映同一人群间健康差异，无法反映全部人群的健康差异分布。健康基尼系数法通过对样本分组反映不同人群健康差异变化，能反映全部人群健康状况分布，但也缺乏对其他影响因素的分析测量。集中指数法则是通过加入收入等因素测量影响健康分布，可以更深入分析引起健康不平等问题的原因。因此，这些测量方法要针对不同的健康不平等形式灵活运用。

（4）创建健康不平等评价指数，指数构建思路上采用分级指标体系和加权评分法，设定一级、二级指标体系，由 5 个一级指标和 18 个二级指标组成，通过对各指标赋予相应权重，然后采用无量纲化法处理分析数据值，最后得出反映健康不平等程度的量化指标值，综合评价一个国家或地区健康不平等程度。

第五章　我国反健康不平等实践与研究

第一节　反健康卫生医疗资源配置不平等研究

本节开展反健康卫生医疗资源配置不平等的理论及实证分析研究。首先，介绍资源配置理论的概况、一般原则和评价标准；然后，依据资源配置理论分析健康卫生医疗资源配置的特殊性、配置原则及配置机制，同时进行公平与效率分析；最后，开展我国健康卫生医疗资源配置不平等的实证分析研究，得出不平等研究结论。

一、资源配置理论

（一）资源配置理论概况

资源配置理论最早萌芽产生于古希腊时期，著名哲学家柏拉图在《理想国》中就论述了由于分工产生了城市，他的学生亚里士多德认为公有财产的监管使用不利不在于制度本身，而在于管理与配置。把资源配置作为经济学的研究对象起源于19世纪70年代兴起的新古典经济学。古典经济学典型代表人物——亚当·斯密（Adam Smith）对资源配置的相关理论就有涉及，他研究观察发现在资源配置中起到关键作用是市场这只无形的手，明确提出应该由市场主导资源配置这种自由放任的经济哲学，这对后来资源配置理论的继续深化研究产生了积极和深远影响，也为后来新古典经济学中资源配置理论打下坚实理论基础。杰文斯（William Stanley Jevons）首先提出了资源配置问题，罗宾斯（Lionel Robbins）将资源配置定义为针对稀缺资源的人类行为表现的形式，到马歇尔（Alfred Marshall）构筑起新古典经济学理论体系，资源配置是将有限的稀缺资源，通过一定的经济机制、决策机制和经济主体合理分配到生产需要的各个领域中，达到资源的有效利用和最优配置。资源配置成为新古典经济学的中心议题①。同时马克思在《资本论》中也对资源配置

① ［英］罗宾斯．经济科学的性质与意义［M］．朱泱，译．北京：商务印书馆，2000.

理论进行了相近精辟的论述，他用社会劳动的概念解释资源配置，认为资源配置就是生产要素资源的分配，是社会化生产的客观要求，是人类社会经济发展的一般规律。结合西方经济学和马克思的资源配置理论，资源配置是指由某种力量（行政、市场、道德、自我）对经济活动中的各种资源按照内在比例和规律要求在各部门、各地区和各企业的不同使用方向之间的分配，从而实现有限资源的社会效益和经济效益的最大化。从静态看，资源配置是资源在不同地区、部门、领域、项目、人群中的配置。从动态看，资源配置包括资源增量调整与存量调整两个方面。

（二）资源配置理论一般原则

资源配置理论的一般原则主要包含效率、公平和稳定三个原则。

（1）效率原则。资源配置讲求效率原则，即达到帕累托最优状态。帕累托最优状态是指任何重新改变资源配置的方法都不可能在无损于任何一方的福利的前提下，而使其他方的福利产生更好的状况，这是一种资源配置的最优状态。

（2）公平原则。资源配置兼顾公平原则，强调机会均等、程序正义，在社会的所有资源分配上，对每个具有相似动机和禀赋的个体来说，都应当有大致平等的机会，不应该受到他们的社会出身等因素的影响。

（3）稳定原则。资源配置在讲求效率兼顾公平的同时，也注重稳定原则。合理的资源配置的核心目的是社会的进步和发展，通过“看不见的手”这个市场机制充分发挥资源配置功能，实现市场稳定和社会稳定。

（三）资源配置理论评价标准

优化配置是资源合理配置的最终目标。人类社会的生产过程，就是运用资源、实现资源配置的过程。由于资源的有限性，投入到某种产品生产的资源的增加必然会导致投入到其他产品生产的这种资源的减少，因此，人们被迫在多种可以相互替代的资源使用方式中，选择较优一种，以达到社会的最高效率和消费者、企业及社会利益的最大满足。从这个意义上讲，人类社会的发展过程，就是人们不断追求实现资源的优化配置，争取使有限的资源得到充分利用，最大限度地满足自己生存和发展需要的历程。在市场经济中，市场对生产资料和劳动力在社会各部门之间大体保持适当的比例关系的调节，国家宏观调控在制定国民经济和社会发展战略目标，搞好经济发展的规划及总量控制，重大结构和重大生产力布局等方面的作用，从整个社会发展来看，其目的都是为了保证社会生产的顺利进行，保证有限的资源得以最大限度地利用。

资源的优化配置主要依靠市场来实现，由于市场经济具有平等性、竞争性、法制性和开发性的特点和优点，它能够自发地实现对商品生产者和经营者的优胜劣汰的选择，促使商品生产者和经营者实现内部的优化配置，调节社会资源向优化配置的企业集中，进而实现整个社会资源的优化配置。因此市场经济是实现资源优化配置的一种有效形式。但由于市场调节作用的有限性使市场调节又具有自发性、盲目性、滞后性等弱点，因此社会生产和再生产所需要的供求的总量平衡，经济和社会的可持续发展，社会公共环境等，必然由国家的宏观调控来实现。按照宏观与微观、横向与纵向多重资源优化配置的要求，成功有效的资源配置机制的评价标准至少应该具备以下几个功能：

（1）资源调集功能。社会发展都是以全部社会资源被合理有效利用为终极目标，但现实发展中往往达不到，因此尽量减少资源浪费闲置，对有限资源进行调集利用，成为资源配置的基本要求。

（2）资源生长功能。资源优化配置追求技术进步带来的资源利用效率更优化，好的资源配置机制应该能充分利用技术资源对物资资源的替代，而不仅仅是食物资源的简单分配。

（3）资源辐射功能。完善的资源配置机制表现出的是对更具带动辐射效应主体的优先选择，然后由此产生辐射效应[①]。

二、健康卫生医疗资源配置特殊性

（一）健康卫生医疗资源配置概况

在狭义方面，健康卫生医疗资源指的是在医疗过程中应用消耗的各种资源和生产要素的总和，在广义方面是指进行健康卫生医疗保健活动的重要社

① 刘全林．市场经济中资源的优化配置和合理配置［J］．中学政治教学参考，2001.

会资源，包括卫生人力资源、卫生物力资源、卫生财力资源、卫生信息和技术等，健康卫生医疗资源有如下三个方面的特点：一是具有有限性。因为社会资源和人口数量的不协调，造成资源配置与实际需要总是有一定的差距。二是具有选择性。因为健康卫生医疗资源有着不同的用途，所以在运用时都要考虑到具体的成本问题。三是具有多样性。想要提高整体的人民群众的健康水平还有很多工作要做，像预防、医疗、保健等。

健康卫生医疗资源配置就是通过市场和政府作用将健康卫生医疗资源在区域、城乡、群体、部门等之间合理配置充分利用的过程，可以分为两个部分：第一个是卫生资源的增量配置，又称卫生资源的初配置，如卫生经费的投资计划、新购医疗设备、新建医疗卫生机构、新进卫生人力和技术等；第二个是卫生资源存量调整，又称卫生资源的存量再分配，指通过对原有卫生资源的重新调整分配，改变分配不合理的现状，优化资源配置。健康卫生医疗资源配置的核心是将有限的卫生资源合理有效配置到需要的地方和人群，同时资源分配兼顾公平和效率。

（二）健康卫生医疗资源配置原则

健康卫生医疗资源配置在遵循资源配置的效率、公平和稳定三原则的基础上也有其自身的特殊性，具体表现为以下几个方面：

第一，与社会经济发展相适应原则。健康卫生医疗资源配置应与社会经济发展相适应，要符合社会发展和经济增长的普遍规律，要匹配社会发展和经济增长的合理规模，因地制宜，最大限度发挥健康卫生医疗资源配作用。

第二，兼顾公平与效率原则。健康卫生医疗资源配置讲求公平同时兼顾效率，讲求公平强调对健康卫生资源的平等获得，不应该受到收入、职业、教育、性别等因素的影响。兼顾效率即对健康卫生医疗资源的充分有效利用，做好增量初配置，做好存量再分配。

第三，满足健康卫生医疗需求为依据原则。健康卫生医疗资源配置是以满足健康卫生医疗需求为依据，将人力、物力、财力投向卫生医疗需要的地方，科学规划、合理设计，以解决健康卫生医疗问题和满足健康卫生医疗需求为首要任务。

第四，保证重点兼顾全局原则。合理的健康卫生医疗资源配置的核心目的是社会的稳定和人们基本健康的保障，在发展过程中应首先以保证全民基本医疗需求得到满足为重点，同时兼顾全局，全面满足日益多元化的健康卫生医疗需求和服务。

（三）健康卫生医疗资源配置机制

健康卫生医疗资源作为一种重要的社会资源和经济资源，在现代社会发展和经济发展中扮演着越来越重要的角度，健康卫生医疗资源是完全遵循市场机制配置，还是完全由政府主导配置，对健康卫生医疗市场发挥最大资源效率起着决定性作用。目前健康卫生医疗资源配置的主要机制有如下几种。

1. 健康卫生医疗资源配置的市场机制

市场机制实际上就是为了个人和社会组织的私人交易而产生的，反映出来的是社会存在的自发力量。在完全竞争的市场状态下，这种市场机制的结果是有效率的。但是也存在着配置过程中的市场失灵现象。主要原因有两方面，第一是实际的市场并不是假设中的完全竞争市场，所以市场机制的运行达不到应有的效率。第二是完全竞争市场在运行过程中存在不足，产生的资源配置和收入分配是不合理的，而且健康卫生医疗产品和市场都具有特殊性，所以市场机制在配置健康卫生医疗资源时会有更多的弊端与缺陷。在此基础上国家政府一定要发挥作用，完善市场机制，弥补市场缺陷。

2. 健康卫生医疗资源配置的政府机制

健康卫生医疗资源由政府机制来配置就是说由政府做主把一些私人部门的医疗资源直接分配给公共部门，然后公共部门将这些资源配置到健康卫生医疗行业。在整个医疗资源的配置当中个人偏好的显示是十分重要的。一般情况下，公众的意愿都是以投票的方式显示的，公众对于医疗资源配置的态度主要取决于三个主要因素：第一是公众对于医疗产品的喜好程度。有的人比较中意有更多数量的健康卫生医疗产品，有的人也许更喜欢较多数量的基础设施。第二是公众的收入分配水平。人们的收入水平对于医疗服务的选择有很大的影响。一般来说，穷人的私人物品边际效用比富人大，所以穷人对于用私人物品替代医疗产品的期望就比富人小。第三是税制的性质。税制的性质决定了缴税人需要缴纳的担负公共开支的额外成本。在均一的税制下，穷人比较喜欢基础的低水平的医疗服务，但是如果穷人可以负担一些税收时，他们会更喜欢较高水平的健康卫生医疗服务。所以说，健康卫生医疗资源配置的政府机制是存在一定的缺陷的。

3. 健康卫生医疗资源配置的混合机制

健康卫生医疗资源配置的混合机制，顾名思义就是医疗资源配置的机制是以多种机制混合而成，而不是单一的某种机制。本文主要分析的是市场机制和政府机制的搭配结合。这两种机制的搭配要遵循市场对政府的边界和基础作用。资源配置机制是以市场机制为主的，政府机制是在市场机制发挥不了作用的时候出现的。第一，在市场的缺陷不存在或者不够明显时，发挥的应该是市场机制的作用，政府机制只是对整体配置进行保护和界定。第二，在市场处于完全失灵的状态下，政府机制就要发挥作用，根据人口和市场经济的发展，规划出合适的资源配置模式和水平，保证最基本的设施、人员和活动经费，比如公共卫生。第三，在存在市场缺陷的情况下，政府需要插手干预。例如基本医疗，就是要根据实际的市场评估结果对其效益进行科学合理的安排。

（四）健康卫生医疗资源配置的效率与公平

1. 健康卫生医疗资源配置的效率分析

依据福利经济学分析理论，达到帕累托最优的状态是在市场经济条件下达到完成竞争，通过市场机制的运行和调节，每个达到帕累托效率的资源配置都可以实现均衡，因此要想资源配置在经济上达到最优就应该通过市场这个看不见的手来调节。古典经济学假设，要达到帕累托最优的状态，需要满足劳动力市场和产品市场都是安全竞争、价格无弹性、供需平衡通过市场自主调节等假设条件，最终才能达到要素市场与劳动市场出清。但是在实际经济运行中这几个假设条件肯定是不能充分实现的，各个市场都表现出不均衡性、分割性和不完全竞争性。我国是从计划经济向市场经济转型的过程中，资源配置还没有完全由市场主导调节，健康卫生医疗资源配置效率受到多种因素影响，比如公立医院垄断、城乡户籍差异、行政干预、不平等开发等，并处于不断动态变化中。政府通过深化医疗体制改革，不断打破这些阻碍配置效率的阻力，提高健康资源配置效率，以城乡户籍差异为例，虽然目前户籍制度仍然是健康卫生医疗资源配置和实现城乡居民健康平等的重大障碍，附着在户籍上的各种城乡差异严重阻碍着医疗资源的合理配置，但与20世纪70年代相比，目前城镇化加快和卫生资源总量扩大，使得这种区域户籍制度的制约效果被明显弱化，因而从纵向时间维度来看，这将有利于健康卫生医疗资源配置效率的不断提高。效率的意义就是要用最小的成本投入换来最大的收入。在健康卫生医疗资源配置中效率的体现主要有两个方面：第一，需要多少经济资源提高医疗资源配置来增强公众的身体健康水平；第二，在规定健康卫生医疗部门的经济资源投入比重下，评估医疗资源配置是不是达到了帕累托最优，也就是评定是不是达到了资源配置在不伤害任何人的利益前提下，还可以至少增加一个人的健康卫生医疗资源。目前，我国卫生总费用相比于国际平均水平还有很大差距，卫生资源的新增投入不足也直接影响了健康卫生医疗资源配置的整体效率。同时，目前城乡卫生资源存量相差很大，城市卫生医疗资源相对过剩，综合利用效率不高，部分区域存在资源闲置浪费现象，反而农村基层卫生服务机构医疗资源不足，这种绝大的资源总量差距和利用效率差距也导致了城乡居民的健康不平等问题。

2. 健康卫生医疗资源配置的公平分析

首先，想要健康卫生医疗资源的配置达到公平，就要做到人人平等。对此情况进行不同层面的分析：首先，从经济学的角度来看，想要做到人人平等，得到所有人都满意的需求是不可能实现的。在健康卫生医疗资源共享时，不同的人群在健康卫生医疗服务上有着很大的不同。出现这种不同是由人们的工资收入情况和医疗服务的覆盖区域决定的。其次，从健康公平的角度分析，政府发放的健康补贴应该多偏向于低收入人群；在另一方面，也可以通过评估政府对于健康补贴的分配状况判断出它的分配是否合理。

其次，健康卫生医疗资源配置的公平性主要可以从两个方面体现出来：一方面是健康卫生医疗服务在筹资方面的公平性。这方面有一个很重要的筹资原则，就是社会成员按自身的支付能力支付健康卫生医疗费用的原则。这个原则包括纵向公平和横向公平。横向公平就是指本身具有同等医疗产品支付能力的人不管其对健康卫生医疗服务是否充分利用，他对健康卫生医疗服务都会有应有的支付额，其中也包括没有支付能力的不支付的情况。纵向公平就是指本身具有不同支付能力的人对医疗产品的支付额应该是不同的。有强支付能力的人就多支付，弱支付能力的就少支付，整体的支付金额由人们的收入水平而决定。由西方经济学可知货币的边际效用是随着个人收入水平的增加而减少的，呈现反比例趋势。由此得出，每个社会成员都应该支付相同效用的货币。另一方面是健康卫生医疗服务提供给社会成员的公平。想要达到提供服务的公平就要遵循按需分配的原则，也分为横向公平和纵向公平。横向公平是指对健康卫生医疗服务需求相同的人得到的相等的质量和数量上的健康卫生医疗服务。纵向公平是指有着不同医疗服务需求的人，获取的健康卫生医疗服务的质量是不同的，主要依据需求的高低来获得。体现健康卫生医疗服务提供公平性主要有两个方面：一是健康卫生医疗资源分布的公平性，二是健康卫生医疗资源城乡分布上的公平性。从我国现今存在的国情来看，由国家提供必需的健康卫生医疗服务，仅仅可以满足社会成员最基础的医疗服务需求。

三、我国健康卫生医疗资源配置不平等实证分析

（一）分析方法

本文分析我国健康卫生医疗资源配置不平等主要采用极差法和基尼系数法。同时也采用中国卫生统计年鉴中直观表现资源拥有量的指标，比如卫生投入方面的卫生总费用，卫生服务机构方面的卫生机构数、床位数、卫生设备等，卫生人力方面的卫生技术人员、执业医师、注册护士等。

（二）数据来源

本文数据主要来源于国家统计局发布的2010—2016年《中国统计年鉴》和国家卫生和计划生育委员会2010—2016年《中国卫生统计年鉴》。同时为展现出区域卫生医疗资源配置不平等，选取东部、中部、西部三大区域典型省份进行样本分析，也参考借鉴了相关省市地方年鉴数据。

（三）实证分析

从我国健康卫生医疗实践和数据来看，我国卫生资源分布呈现出不平等状态，主要表现为中西部与东部区域的资源配置不平等和城市与农村资源配置不平等两个方面。为了更好分析我国区域卫生医疗资源配置不平等，本文选取东部、中部、西部各区域代表性的省市，东部地区选取北京、上海、广东，中部地区选取湖北、安徽、陕西，西部地区选取云南、新疆、青海、西藏。此次分析选取的10个省市样本选取了2010年和2015年两个年份做对比分析。2010年10个省市总人口达到37776亿人，全部医疗机构床位数达

到 144.01 万张，医疗卫生技术人员达到 181.08 万人。样本省市中拥有卫生医疗资源最多的省份是广东，广东有 10441 万人口，GDP 达到 45473 亿元，拥有床位 32.50 万张，每千人口床位数 3.76 张，拥有卫生技术人员 48.56 万人，每千人口技术人员 5.62 人，卫生医疗资源在绝对数量上都是最多；相反，西藏人口仅有 301 万人，GDP 为 507 亿元，拥有床位 0.96 万张，每千人口床位数 3.17 张，拥有卫生技术人员 1.08 万人，每千人口技术人员 3.57 人，卫生医疗资源规模最小。但同时每千人口床位数、每千人口技术人员等人均指标中，经济发达的北京、上海占据绝对优势，北京每千人口床位数达到 7.4 张，每千人口技术人员达到 14.20 人，分别是西部区域的西藏的 2.33 倍和 3.98 倍。

表 5–1　2010 年 10 个省市土地、人口、卫生资源情况

序号	省市	区域面积（万平方）	GDP（亿元）	人口（万人）	床位数（万张）	每千人口床位数（张）	技术人员（万人）	每千人口技术人员（人）
1	北京	1.68	13778	1961	9.47	7.40	18.19	14.20
2	上海	0.63	16872	2303	10.71	7.55	14.07	9.92
3	广东	18.00	45473	10441	32.50	3.76	48.56	5.62
4	湖北	18.59	15806	5728	22.39	3.61	26.81	4.35
5	安徽	13.97	12263	5957	20.42	3.50	21.76	3.16
6	陕西	19.00	10022	3735	15.38	3.94	19.71	5.04
7	云南	38.33	7220	4602	17.34	3.80	15.09	3.31
8	新疆	166.00	5419	2185	12.53	5.69	13.06	5.93
9	青海	72.00	1350	563	2.31	4.15	2.75	4.94
10	西藏	120.00	507	301	0.96	3.17	1.08	3.57 ①

2015 年 10 个省市总人口已达到 40169 亿人，全部医疗机构床位数达到 192.87 万张，医疗卫生技术人员达到 239.41 万人。样本省市中拥有卫生医疗资源最多的省份还是广东，广东有 10849 万人口，GDP 达到 72812 亿元，拥有床位 43.57 万张，每千人口床位数 4.02 张，拥有卫生技术人员 61.79 万人，每千人口技术人员 5.70 人，卫生医疗资源在绝对数量上都是最多；相反，青海人口 588 万人，GDP 为 2417 亿元，拥有床位 3.45 万张，拥有卫生技术人

① 国家卫生和计划生育委员会 . 2011 中国卫生和计划生育统计年鉴 [M]. 中国协和医科大学出版社 . 2012.

员 3.54，卫生医疗资源规模最小。同时每千人口床位数、每千人口技术人员等人均指标中，经济发达的北京、上海仍然占据优势，但绝对优势逐步减小，北京每千人口床位数达到 5.14 张，每千人口技术人员达到 10.40 人，分别是西藏的 1.18 倍和 2.36 倍，差距缩小。

表 5-2　2015 年 10 个省市土地、人口、卫生资源情况 ①

序号	省市	区域面积（万平方）	GDP（亿元）	人口（万人）	床位数（万张）	每千人口床位数（张）	技术人员（万人）	每千人口技术人员（人）
1	北京	1.68	22969	2171	11.15	5.14	22.54	10.40
2	上海	0.63	24965	2415	12.28	5.08	17.01	7.00
3	广东	18.00	72812	10849	43.57	4.02	61.79	5.70
4	湖北	18.59	29550	6783	34.31	5.86	36.79	6.30
5	安徽	13.97	22006	6144	26.74	4.35	28.07	4.60
6	陕西	19.00	18171	3793	21.19	5.59	26.54	7.00
7	云南	38.33	13718	4742	23.76	5.01	22.80	4.80
8	新疆	166.00	9325	2360	15.02	6.37	16.18	6.90
9	青海	72.00	2417	588	3.45	5.87	3.54	6.00
10	西藏	120.00	1026	324	1.40	4.33	4.15	4.40

选取卫生医疗技术人员和床位数两个量化指标分析区域卫生医疗资源分布的状况，进而分析区域卫生医疗资源配置不平等情况。根据样本地区人口数量、卫生技术人员、床位数状况，采用洛伦兹曲线分析法，分别绘制卫生技术人员数按照人口数量配置的洛伦兹曲线和床位数按照人口数量配置的洛伦兹曲线，并测算不同区域面积，最后计算得出卫生技术人员基尼系数和床位数基尼系数，用以表明区域卫生医疗资源配置的不平等性。具体步骤是：①选取广东、安徽、西藏三个样本省市，并将人口、GDP、床位数、卫生技术人员数作为变量。②计算人均 GDP 并排序。③计算累计床位数、卫生技术人员数、人口指标。④计算不同年份床位基尼系数和卫生技术人员基尼系数。比照国际现行的基尼系数数值判定经验，样本系数数值在 0.5 以上，代表健康资源配置绝对不平等；样本系数数值在 0.4 ~ 0.5 之间，代表健康资源配置不平等差距较大；样本系数数值在 0.3 ~ 0.4 之间，代表健康资源配置相

① 国家卫生和计划生育委员会 . 2016 中国卫生和计划生育统计年鉴 [M] . 中国协和医科大学出版社 . 2017.

对合理；样本系数数值在 0.2～0.3 之间，代表健康资源配置比较平等；样本数值在 0.2 以下，代表健康资源配置绝对平等。

通过样本省市的数据计算床位基尼系数和卫生技术人员基尼系数，结合国际经验，可以看出 2010 年和 2015 年广东床位基尼系数分别为 0.15 和 0.11，具有很高的平等性，而西部区域的西藏 2010 年和 2015 年床位基尼系数分别为 0.38 和 0.32，处于相对平等区域。同时选取的东、中、西部代表省份床位基尼系数和卫生技术人员基尼系数都呈现出东部优于中部，中部优于西部，卫生医疗资源配置存在较大区域不平等。

表 5-3　2010 年三个样本省市的健康不平等基尼系数

序号	省市	区域面积（万平方公里）	GDP（亿元）	人口（万人）	床位数（万张）	床位基尼系数	技术人员（万人）	技术人员基尼系数
1	东部——广东	18.00	45473	10441	32.50	0.15	48.56	0.11
2	中部——安徽	13.97	12263	5957	20.42	0.27	21.76	0.26
3	西部——西藏	120	507	301	0.96	0.38	1.08	0.32

表 5-4　2015 年三个样本省市的健康不平等基尼系数

序号	省市	区域面积（万平方公里）	GDP（亿元）	人口（万人）	床位数（万张）	床位基尼系数	技术人员（万人）	技术人员基尼系数
1	东部——广东	18.00	72812	10849	43.57	0.11	61.79	0.08
2	中部——安徽	13.97	22006	6144	26.74	0.25	28.07	0.21
3	西部——西藏	120	1026	324	1.40	0.32	4.15	0.27

（四）分析结论

1. 健康卫生医疗资源配置结构不合理导致供需矛盾不平等

我国健康卫生资源配置明显存在医疗服务供给与居民医疗服务需求不平衡问题，从医疗服务供给方面，基本形成了基层卫生服务、区级医疗服务和市级医疗服务体系，资源配置上呈现出倒金字塔，80% 的卫生资源都投向了市区级医院，市级医疗服务体系投入大量人力、物力、财力资源，而在基层卫生服务机构的卫生投入方面相差巨大。与医疗服务体系的供给相对应的是居民医疗服务需求，大量居民的医疗服务需求应该在基层卫生服务机构解决，少量的疑难杂症应该在市级、区级医疗服务机构就诊，但现实中市区级医院门庭若市，而基层卫生服务机构却少人问津，这种医疗供给与医疗需求之间的供求矛盾本质原因就是资源配置的不平等。

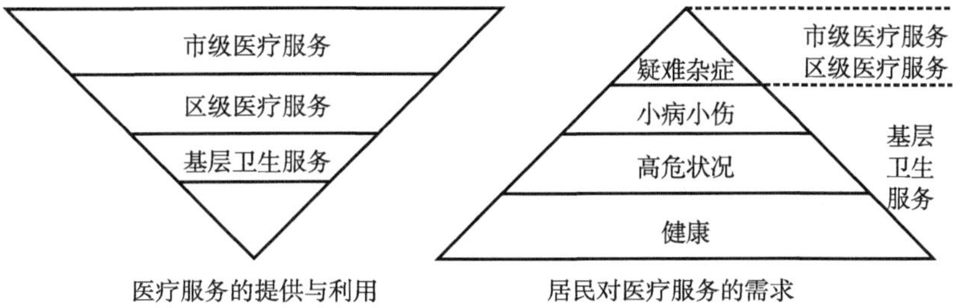

图 5.1　医疗服务需求与服务提供对比图

2. 健康卫生医疗资源配置分配不均导致城乡差异的不平等

我国目前城市医疗资源占我国全部医疗资源 70% 以上，而农村医疗资源占比不足 30%，城乡医疗资源配置存在严重不平等。城市的医生等人力资源相对过剩，而农村卫生服务人员总量不足，医疗水平低下，在贫困地区绝大多数卫生院十分缺乏预防、保健等医务人员。同时城市的医疗机构床位数是农村的好几倍，农村只拥有少量的医疗机构，且设备落后，条件差，无法满足农民的基本医疗服务需求。这种卫生医疗资源配置不平等也直接导致农村卫生医疗需求得不到有效满足，因病致贫和因病返贫等问题十分突出，这对我国解决贫困人口问题也造成了巨大阻碍。同时城市卫生医疗资源相对过剩，综合利用效率不高，部分区域存在资源闲置浪费现象。后续需要政府在卫生医疗资源配置政策上对农村加以倾斜，加大对农村的资源投入，缩小城乡差距。

3. 健康卫生医疗资源配置分布失衡导致区域差异的不平等

我国经济区域划分为东部地区、中部地区、西部地区，按照这个区域划分，从选取的十个样本省市数据分析来看，东、中、西部选取的省市的卫生医疗资源存在明显差异，省份之间卫生医疗资源存在数倍差距，资源配置不平等现象严重，尤其东部经济发达省份与西部经济落后省份，这也直接导致经济发达的东、中部地区在人均期望寿命、婴儿死亡率等健康指标明显优于西部区域，健康不平等现象明显。

4. 健康卫生医疗资源配置的城乡区域不平等趋势有所减缓

随着我国医疗卫生改革的不断深化，政府在对待医疗资源城乡差异和区域差异方面，也采取了多种措施进行改革调整，逐步加大对农村和西部经济落后区域的卫生医疗资源的投入，从医院基础设施建设到卫生技术人员等多个方面进行提高，同时也对城市部分过剩医疗进行整合，总体调配，提高医疗资源综合利用率，不断缩小城乡差距，保证农村基本卫生医疗需求得到满足。从本文选取的十个省市数据，也能看到城乡和区域在医疗卫生资源总规模上还存在较大差距，但差距扩大的趋势在逐步减缓。

第二节　反健康卫生医疗筹资体系不平等研究

健康卫生医疗筹资是指为购买健康卫生医疗服务而进行的各种形式的资金筹集活动①，其平等的核心是健康卫生医疗筹资的承受能力和支付水平的公平，参与筹资主体承担健康卫生医疗筹资应该根据实际收入状况和经济支付能力差异化对待，主要有横向平等和纵向平等两种类型：前者是表示同等的健康卫生医疗服务应该给予同等支付能力的群体，后者是表示筹资承受水平应该与支付水平成正比，收入水平越高群体应该承担更多支付，收入水平越低群体应该承担更少支付，没有收入群体就不承担支付②。健康卫生医疗筹资体系主要包含三个层面的内容：第一个层面是卫生资金的筹集来源，第二个层面是卫生资金的使用和分配，第三个层面是卫生资金的支付机制。

一、健康卫生医疗筹资体系概况

国际上对健康卫生医疗筹资大概有以下几种方式：一是政府财政税收，二是社会医疗保险，三是私人医疗保险，四是个人现金自付，五是社区卫生

① 程小明．卫生经济学［M］．北京：人民卫生出版社，2010：94.

② 陈颖青．论我国卫生保健服务的公平性［J］．中国初级卫生保健，2007（21）：1—3.

筹资，还有国际救援等①。综合目前国际上健康卫生医疗筹资模式进行横向比较，有如下优缺点。

表 5-5　健康卫生医疗筹资模式介绍表

序号	筹资模式	筹资优点	筹资缺点
1	政府财政税收	1. 实现更大范围的覆盖； 2. 具有更大的筹资资源范围； 3. 管理模式简单，具有行政效率和成本控制特点。	1. 筹资具有不稳定性； 2. 贫富阶层收益程度不平等； 3. 卫生服务提供的潜在性失效； 4. 对政治压力的敏感性。
2	社会医疗保险	1. 能为卫生系统筹集更多的资源； 2. 对政府财政预算依赖性低； 3. 可以实现风险共担。	1. 许多人群被排除在外； 2. 对经济的负面影响； 3. 复杂并且昂贵的管理； 4. 对慢性病和预防服务的覆盖不足。
3	私人健康保险	1. 可以自由选择健康保险类型； 2. 能有效弥补其他筹资方式的不足； 3. 能获得更大更有效的医疗保障。	1. 完全由购买者自己承担； 2. 非强制性，筹资来源不稳定； 3. 保费设计复杂、运营成本高。
4	个人现金支付	1. 能有效抑制对非必要卫生服务的消费； 2. 可以免除或部分免除费用； 3. 鼓励人们寻找更有效卫生服务。	1. 减少政府预算，成为公共筹资的替代方式； 2. 延迟人们就医行为，影响公众健康，增加治疗成本； 3. 实施费用减免政策的操作困难。
5	社区卫生筹资	1. 让低收入人群能获得卫生服务； 2. 与其他筹资方式并存，并是一个有效补充。	1. 可持续性面临困难； 2. 为弱势群体获取保障水平有限； 3. 对服务提供的影响有限。

我国卫生筹资体系开始于政府，新中国成立初期就建立了一系列健康卫生医疗相关制度和法规，明确健康卫生医疗领域的公共事业性质和福利性质，政府拿出专项财政补贴对健康卫生医疗领域进行构建。但随着社会的进步和经济的不断发展，人们生活水平和物质经济条件日新月异，同时伴随的健康卫生医疗费用也与日俱增，仅仅依靠政府财政补贴无法支撑庞大的医疗支出，1996 年全国卫生工作会议确定开展医疗保险制度改革，1998 年出台《国务院关于建立城镇职工基本医疗保险制度的决定》，该决定的出台标志着健康卫生医疗费用的分担由政府财政向个人承担转变。同时农村医疗保障和筹资体系也逐步建立，农村合作医疗制度在集体经济体制下发展壮大，但

① 任苒，黄志强．中国医疗保障制度发展框架与策略［M］．经济科学出版社，2009：231.

随着集体经济的解体，使得农村合作医疗制度失去了本质的经济基础，2003年国务院颁发的《关于建立新型农村合作医疗制度的意见》新农合实行个人缴费、集体扶持和政府补助相结合的筹资模式。目前我国现行的健康卫生医疗筹资体系主要包含三个渠道：第一个是政府承担的健康卫生医疗预算支出，是地方各级政府通过在财政预算中列支健康卫生医疗费用，主要有卫生事业费、计划生育费、卫生基本建设费、基本医疗保险基金补助费等；第二个是社会承担的健康卫生医疗保险支出，主要包含基本医疗保险、新农村合作医疗保险、商业保险等；第三个就是个人承担的健康卫生医疗现金支出。以健康卫生医疗筹资体系中最核心的基本医疗保险制度为例，第一种模式是城镇职工基本医疗保险筹资：基本医疗保险费用由职工本人与所在单位双方共同承担，职工本人缴费比例一般为个人工资收入的2%，所在单位缴费比例一般控制在整体工资总额的6%左右。个人缴费的基本医疗保险资金全部进个人账户，所在单位缴纳的基本医疗保险费用一是用于建立统筹基金，二是部分直接进入个人账户。第二种模式是城镇居民基本医疗保险筹资：采用个人缴费与政府补贴相结合的模式，主要以个人缴费为主，政府补贴为辅，对于享受最低生活保障或重度残疾的未成年参保所需的个人缴费部分主要由政府承担。第三种模式是新型农村合作医疗筹资：采用农名个人缴费、集体经济组织支持、政府补贴和社会资助多种形式结合的筹资方式。

二、我国健康卫生医疗筹资体系公平性分析

福利经济学是研究社会经济福利的一种经济学理论体系，是西方经济学家从福利角度和在福利最大化原则下对经济运行给予社会评价的一种理论学科，它是根据既定社会目标构建其理论框架和逻辑体系，其出发点是围绕一定社会价值判断，通过边际效用基数和序数理论设立福利概念，并以既定社会目标和福利理论为基础制定相关经济政策和方案。福利经济学讲求分配越均等，社会福利越大，支持国民收入均等化[①]。福利经济学分析和研究的核心点是公平与效率问题，公平原则表达是政府在执行各种政策选择时要抛开固

---

① 庇古．福利经济学［M］．金镝，译．华夏出版社，2007.

有利益群体的影响和限制，要基于社会公平正义角度进行的公平决策。效率表达的是政府在资源配置时要讲求将资产效用发挥到最大化，达到帕累托最优状态。公平与效率在市场运行中往往相辅相成，相互制约。一味讲求效率很容易引起资源配置不公的问题，这种情况下政府就要牺牲一部分效率，以此增加资源配置的公平性。福利经济学认为资源配置的最优状态应该是兼顾公平和效率，而不只是以资源配置效率为先的评价标准，从社会福利角度应该同时兼顾资源配置的公平性，政府要通过行政职能和行政手段对市场资源配置活动和行为进行必要的管理和干预①。

从福利经济学角度分析健康卫生医疗筹资体系，应该认为经济社会的评价标准不仅仅是健康卫生医疗筹资体系中卫生资源的配置效率，而且必须考虑筹资体系的公平性，经济社会要根据一定的价值判断标准，对健康卫生医疗筹资体系的公正问题给予必要的政策考虑。社会根据对公平和正义的判断标准采取一些政策导向，以及参与和干预经济主体的活动是必要的，这些理论都为我国分析研究健康卫生医疗筹资体系不平等问题提供有力理论支撑。世界卫生组织在 2000 年对全部成员国家的卫生筹资与分配的公平性进行了一个系统评估排位，在全部 191 个成员国中我国仅仅位居 188，倒数第四。其评估数据和方法可能有待商榷的方面，但从另外一面也反映出我国健康卫生医疗服务筹资体系与国际有很大差异，在公平性和效率上都有许多需要提高改进的方面，归根到底也是我国现有贫富差距和城乡二元经济特征共同作用造成的。回顾我国医疗体制改革的辛路历程，改革取得了举世瞩目的成绩，基本已经覆盖我国绝大部分区域和人口，这是一项非常了不起的成就。随着医改的逐步发展和深入，一些不平等问题也逐步显现，比如我国现行的三类主要基本医疗保险筹资制度由于适用人群的不同和支付能力的差异，导致三种制度的强制性是逐渐减弱，保障能力逐渐降低、筹资能力也是逐渐递减，对应群体的医疗服务水平和医疗资源配置都出现不同程度的不平等，并逐步发展为社会大众问题。分析健康卫生医疗筹资的公平性，健康平等的概念对于整个分析的影响很大。健康平等就是指所有的社会成员都有资格和机会获得更高水平的健康。现今对于健康平等的概念主要有以下三个方面：第一个是健康状态的平等。第二个是健康可及性的平等。第三个是政府对于健

---

① 郭靖 . 福利经济学视角下的社会救助政策改革［N］. 赤峰学院学报，2011-09-25.

康水平投入分配的平等。一般来说，人们的收入水平越高，其健康水平就越高，而且对于医疗产品的支付能力也越强。从健康平等的角度评价一个国家健康卫生医疗筹资体系是否公平，主要体现在以下三个方面：第一是国家健康卫生医疗补贴的使用和配置，第二是健康卫生医疗服务覆盖范围和区域，第三是疾病费用的风险分担机制①。但目前我国在健康卫生医疗的资源配置、覆盖范围、风险分担机制上都存在一定问题，健康卫生医疗筹资体系公平性存在一定缺失。

（一）宏观层面——总体筹资水平低，卫生费用总量仍不足

过去十年，我国卫生总费用从2006年的9843亿元增长到2016年的46345亿元，年均增长率37.08%，卫生费用占GDP比重也由4.5%上升到6.2%，年平均增长率达到0.17个百分点，增长速度明显。但相比与全球其他国家，我国健康卫生医疗筹资水平还比较低，卫生费用总量仍显现不足。根据世界银行2015年数据，美国卫生总支出超过GDP总量的17%，而我国则只有6%，美国2015年的GDP总量的是17.4万亿美元，折算成元，美国卫生总费用达到20万亿元，而我国仅仅只有4万亿元，我国人口是美国人口的4倍多，但卫生费用仅仅为美国的五分之一，差距明显。

（二）中观层面——城乡卫生总费用和人均费用差距明显

从2015年全国人口普查结果来看，城镇常住人口74916万人，乡村常住人口61866万人，农村常住人口占总人口比重为45.23%。但我国健康卫生医疗资源在城镇和农村之间的分配与人口比例并不匹配。根据国家卫生和计划生育委员会2000年以来的统计数据，全国卫生总费用逐年增长，城市卫生总费用和农村卫生总费用都有了很大增长，城市卫生总费用从2000年的2624亿元增长到2015年的31140亿元，增长10.8倍，农村卫生总费用从2000年的1962亿元增长到2015年的9833亿元，增长4倍；但从总规模不断增长的同时也暴露出城乡不平等现象，特别是城乡人均卫生费用的绝大差异，城市人均卫生费用从2000年的812.9元增长到2014年2581.7元，增长2.17倍，2014年城市人均卫生费用是农村人均卫生费用的

① 梁万年．卫生事业管理学［M］．北京：人民出版社，2009：242—243.

1.66 倍，我国农村卫生总费用和人均卫生费用都在逐年增长，但费用水平远低于全国和城市平均水平，而且这种差距有逐年增大的趋势。同时我国医疗保障体系虽然已基本实现全国 95% 以上的覆盖，但实际医疗保障能力和医疗支出担负水平相差很大，农村贫困人口的因病致贫、因病返贫现象屡见不鲜。

（三）微观层面——个人卫生支出占比过高，筹资结构不合理

比照国际发达国家健康卫生医疗筹资体系标准，政府和社会支出应该占据全部卫生总费用的绝大部分，个人卫生现金支出应只占少量比重。但我国在健康卫生医疗筹资结构中个人卫生现金支出占据了重要比重，以 2015 年和 2016 年为例，2015 年全国卫生总费用中政府卫生支出 12475 亿元，占比 30.4%，社会卫生支出 16506 亿元，占比 40.3%，个人卫生现金支出 11992 亿元，占比 29.3%；2016 年全国卫生总费用中政府卫生支出 13910 亿元，占比 30%，社会卫生支出 19096 亿元，占比 41.2%，个人卫生现金支出 13337 亿元，占比 28.8%。分析 2015 和 2016 年数据不难看出我国健康卫生医疗筹资体系中个人卫生现金支出占据了近三成比重，这个远超国际发达国家个人支出占比，突出反映了我国健康卫生医疗筹资结构不合理，也直接造成富裕人群和贫困人群在就医时存在的各种不平等现状。

三、我国健康卫生医疗筹资体系不平等实证分析

（一）分析方法

本文选取健康卫生医疗筹资渠道累进性分析法，来分析我国目前健康卫生医疗筹资体系不平等现状，该方法是通过对健康卫生医疗筹资体系中各种筹资渠道进行累进性分析，得出累进或累退的分析结果。筹资累进分析法通常是通过卡克瓦尼（Kakwani）指数和集中（Concentration）指数来量化健康卫生医疗筹资负担的相对分布和绝对分布，通过将人群按照收入分为五类，按人均可支配收入计算基尼系数，根据人均卫生支出计算集中指数，再运用 Kakwani 指数反映健康卫生医疗筹资渠道偏离均衡点的程度。Kakwani 指数可以具体量化卫生支出指数与基尼系数的差，也就是洛伦兹曲线与集中曲线

之间面积的两倍，通过与基尼系数（Gini Coefficient）绘制的洛伦兹曲线对比直观反映累进或累退情况。

（二）数据来源

本文数据主要来源于国家卫生和计划生育委员会2010—2016年《中国卫生统计年鉴》、国家统计局发布的2010—2016年《中国统计年鉴》和地方区域统计局发布的统计年鉴。出于数据的完整性和一致性考虑，本文选取北京地区的数据进行样本分析，将样本北京市收入群体统一划分为五类：低收入、中低收入、中等收入、中高收入、高等收入，以便进行统一标准的量化分析。

（三）实证分析

国际上对健康卫生医疗筹资大概有以下几种方式：一是政府财政税收，二是社会医疗保险，三是私人医疗保险，四是个人现金自付，五是社区卫生筹资，还有国际救援等。我国改革开放以来，在卫生医疗领域进行了不断的深化改革，也在逐步探寻适合中国国情的卫生医疗体制和筹资渠道，经过几十年的摸索和发展，我国现行的医疗筹资体系中重要的筹资渠道主要为政府承担的健康卫生医疗预算支出、社会承担的健康卫生医疗保险支出和个人承担的健康卫生医疗现金支出。受样本数据的限制，本文分析主要选取城镇卫生医疗筹资数据进行实证分析，同时政府承担的预算支出主要来源为税收，现有的所有卫生支出不论哪种形式都最终落到个人身上，因此本文分析的卫生筹资三种渠道分别采用卫生统计年鉴中个人收入所得税数据、城镇居民缴纳社会医疗保险费用数据和城镇居民个人医疗保健现金支出数据。

（四）城镇居民卫生筹资累进性数据分析

通过对2010—2016年我国卫生总费用数据进行分析，全国卫生总费用从2010年的19980.4亿元增长到2016年的46344.9亿元，增长1.32倍。其中政府卫生支出从2010年的5732.5亿元增长到2016年的139910.3亿元，增长1.43倍，占比从28.70%增长到30%；社会卫生支出从2010年的7196.6亿元增长到2016年的19096.7亿元，增长1.65倍，占比从36%增长到41.2%；个人现金卫生支出从2010年的7051.3亿元增长到2016年1337.9亿元，增长0.89倍，占比从35.3%降低到28.8%。整体来看政府卫生支出和社会卫生支出逐年增加，个人卫生现金支出总费用逐年增加，但整体占比在逐步下降。

表 5-6　全国卫生总费用情况表（2010—2016 年）

序号	年份	卫生总费用（亿元）				卫生总费用构成（%）			卫生费用占 GDP（%）	人均卫生费用（元）
		政府卫生支出	社会卫生支出	个人卫生现金支出	合计	政府卫生支出	社会卫生支出	个人现金支出		
1	2010	5732.5	7196.6	7051.3	19980.4	28.70%	36.00%	35.30%	4.98%	1490.10
2	2011	7464.2	8416.5	8465.3	24346.0	30.70%	34.60%	34.80%	5.15%	1807.00
3	2012	8431.9	10030.7	9656.3	28118.9	29.99%	35.67%	34.34%	5.41%	2076.67
4	2013	9521.4	11413.4	10726.8	31661.6	30.10%	36.00%	33.90%	5.57%	2326.80
5	2014	10590.7	13042.9	11745.3	35378.9	29.90%	36.90%	33.20%	5.56%	2586.50
6	2015	12475.3	16506.7	11992.7	40974.7	30.40%	40.30%	29.30%	6.00%	2980.80
7	2016	13910.3	19096.7	13337.9	46344.9	30.00%	41.20%	28.80%	6.20%	3351.70

数据来源：国家卫生和计划生育委员会.2010—2016 中国卫生和计划生育统计年鉴［M］. 中国协和医科大学出版社.2017.

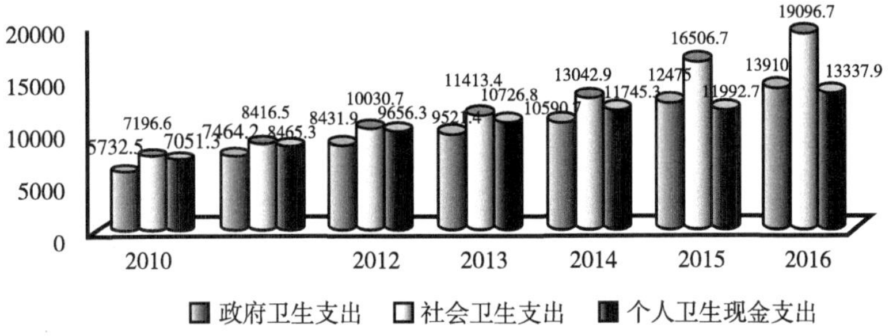

图 5-2　2010—2016 年全国卫生费用图示

从城镇和农村两个维度分析来看，城镇卫生总费用从 2010 年的 15508.60 亿元增长到 2015 年的 31140.72 亿元，增长 1 倍；农村卫生总费用从 2010 年的 4471.80 亿元增长到 2015 年的 9833.91 亿元，增长约 1.12 倍。但需要注意的是城镇卫生总费用在我国卫生总费用规模占比一直维持在 74%~78% 之间，是农村卫生总费用的 2 倍多，具有绝对优势。同时城镇卫生人均费用从 2010 年的 2315.50 元增长到 2014 年的 3581.70 元，增长 54.68%，农村卫生人均费用从 2010 年的 666.30 元增长到 2014 年 1558.30 元，增长 133.87%。

表 5-7　全国城镇和农村卫生费用情况表（2010—2015 年）

序号	年份	城镇卫生费用			农村卫生费用		
		总费用（亿元）	占比（%）	人均费用（元）	总费用（亿元）	占比（%）	人均费用（元）
1	2010	15508.60	77.60%	2315.50	4471.80	22.40%	666.30
2	2011	18571.90	76.30%	2697.50	5774.04	23.70%	879.40
3	2012	21280.50	75.67%	2999.30	6838.54	24.32%	1064.80
4	2013	23644.90	74.68%	3234.10	8024.00	25.32%	1274.40
5	2014	26575.60	75.22%	3581.70	8736.80	24.88%	1558.30
6	2015	31140.72	76.05%	—	9833.91	23.95%	—

数据来源：国家卫生和计划生育委员会. 2010—2016 中国卫生和计划生育统计年鉴［M］. 中国协和医科大学出版社.2017.

本文选取北京区域 2010—2016 年统计年鉴数据，以北京市为例分析卫生筹资体系的累进性情况。

表 5-8　北京市 2010—2016 年城镇居民收入和支出情况表　　单位：元

年份	收入支出项	全市平均	低收入户	中低收入户	中等收入户	中高收入户	高等收入户
2016 年	城镇居民收入	57275	25812	41555	53829	69501	109429
	个人缴纳税收支出	893	53	165	358	779	3672
	个人缴纳医保支出	653	420	476	613	712	1157
	医疗保健现金支出	2630	1163	2108	2619	3307	4514
2015 年	城镇居民收入	48458	18343	32968	45239	60627	99621
	个人缴纳税收支出	555	13	71	198	588	2298
	个人缴纳医保支出	544	293	439	491	617	1002
	医疗保健现金支出	2229	1249	1517	2084	2716	4101
2014 年	城镇居民收入	49730	24553	35144	43058	54117	89539
	个人缴纳税收支出	582	29	40	288	400	2305
	个人缴纳医保支出	556	454	418	415	551	949
	医疗保健现金支出	1862	1135	1660	1985	2006	2444

续表

年份	收入支出项	全市平均	低收入户	中低收入户	中等收入户	中高收入户	高等收入户
2013 年	城镇收入	45274	21161	31329	38752	49264	82493
	个人缴纳税收支出	486	38	45	170	406	1707
	个人缴纳医保支出	505	369	386	399	528	822
	医疗保健现金支出	1718	1112	1360	1930	1812	2295
2012 年	城镇收入	41103	18824	28982	36153	45855	74096
	个人缴纳税收支出	395	10	68	117	314	1435
	个人缴纳医保支出	464	317	413	414	501	664
	医疗保健现金支出	1658	1111	1471	1603	1793	2276
2011 年	城镇收入	37124	17252	26538	32712	41253	71430
	个人缴纳税收支出	634	32	127	271	536	2284
	个人缴纳医保支出	382	255	335	336	435	539
	医疗保健现金支出	1523	915	1328	1722	1616	2003
2010 年	城镇收入	33360	16088	24436	29762	37204	60961
	个人缴纳税收支出	639	72	252	378	662	1909
	个人缴纳医保支出	396	326	381	378	410	493
	医疗保健现金支出	1327	809	1079	1325	1573	1886

数据来源：北京市统计局.2010—2016 年北京市统计年鉴［R］.2017.

1. 城镇居民以税收形式承担的卫生筹资比例分析

根据以上数据，按照收入多少将城镇人口分为五类，2010 年北京市高等收入群体人均可支配收入占全部城镇人均可支配收入的 36.19%，以税收形式承担的卫生筹资占全部城镇人口总和的 58.33%；低收入群体人均可支配收入占全部城镇人均可支配收入的 9.55%，以税收形式承担的卫生筹资占全部城镇人口总和的 2.20%；发展到 2016 年，北京市高等收入群体人均可支配收入占全部城镇人均可支配收入的 36.46%，基本维持没变，以税收形式承担的卫生筹资占全部城镇人口总和的 73.05%，较 2010 年增加 14.72 个百分点；低收入群体人均可支配收入占全部城镇人均可支配收入的 8.60%，较 2010 年下降 0.95 个百分点，以税收形式承担的卫生筹资占全部城镇人口总和的 1.05%，较 2010 年下降 1.15 个百分点。

表 5-9　北京市 2010—2016 年城镇居民以税收形式承担的卫生筹资比例情况表

年份	收入支出项	全市平均	低收入户	中低收入户	中等收入户	中高收入户	高等收入户
2016 年	城镇人均可支配收入	57275	8.60%	13.84%	17.93%	23.16%	36.46%
	个人缴纳税收支出	893	1.05%	3.28%	7.12%	15.50%	73.05%
2015 年	城镇人均可支配收入	48458	7.14%	12.84%	17.62%	23.61%	38.79%
	个人缴纳税收支出	555	0.41%	2.24%	6.25%	18.56%	72.54%
2014 年	城镇人均可支配收入	49730	9.96%	14.26%	17.47%	21.96%	36.34%
	个人缴纳税收支出	582	0.95%	1.31%	9.41%	13.06%	75.28%
2013 年	城镇人均可支配收入	45274	9.49%	14.05%	17.38%	22.09%	36.99%
	个人缴纳税收支出	486	1.61%	1.90%	7.19%	17.16%	72.15%
2012 年	城镇人均可支配收入	41103	9.23%	14.21%	17.73%	22.49%	36.34%
	个人缴纳税收支出	395	0.51%	3.50%	6.02%	16.15%	73.82%
2011 年	城镇人均可支配收入	37124	9.12%	14.03%	17.29%	21.81%	37.76%
	个人缴纳税收支出	634	0.98%	3.91%	8.34%	16.49%	70.28%
2010 年	城镇人均可支配收入	33360	9.55%	14.51%	17.67%	22.09%	36.19%
	个人缴纳税收支出	639	2.20%	7.70%	11.55%	20.23%	58.33%

通过表 5-9 历年数据，可以看出北京市城镇不同收入群体中，高收入群体人均可支配收入占比最高，同时以税收形式承担的卫生筹资比例在所有人群中也是最高的，而其他四类群体以税收形式承担的卫生筹资比例均低于其人均可支配收入在总收入中的占比，充分表明富人收入高，承担缴费高，穷人收入低，承担缴费低，收入与缴费呈正相关关系，证明以税收形式承担的卫生筹资具有累进性。

2. 城镇居民以医保费用形式承担的卫生筹资比例分析

通过统计数据分析，2010 年北京市高等收入群体人均可支配收入占全部城镇人均可支配收入的 36.19%，以医保费用形式承担的卫生筹资占全部城镇人口总和的 24.80%；低收入群体人均可支配收入占全部城镇人均可支配收入的 9.55%，以医保费用形式承担的卫生筹资占全部城镇人口总和的 16.40%；发展到 2016 年，北京市高等收入群体人均可支配收入占全部城镇人均可支配收入的 36.46%，基本维持没变，以医保费用形式承担的卫生筹资占全部城镇人口总和的 34.25%，较 2010 年增加 9.45 个百分点；低收入群体人均可支配收入占全部城镇人均可支配收入的 8.60%，较 2010 年下降 0.95 个百分点，以医保费用形式承担的卫生筹资占全部城镇人口总和的 12.43%，较 2010 年下降 3.97 个百分点（如表 5-10）。

表 5-10　北京市 2010—2016 年城镇居民以医保费用形式承担的卫生筹资比例情况表

年份	收入支出项	全市平均	低收入户	中低收入户	中等收入户	中高收入户	高等收入户
2016 年	城镇人均可支配收入	57275	8.60%	13.85%	17.94%	23.16%	36.46%
	个人缴纳医保支出	653	12.43%	14.09%	18.15%	21.08%	34.25%
2015 年	城镇人均可支配收入	48458	7.14%	12.84%	17.62%	23.61%	38.79%
	个人缴纳医保支出	544	10.31%	15.45%	17.28%	21.71%	35.26%
2014 年	城镇人均可支配收入	49730	9.96%	14.26%	17.47%	21.96%	36.34%
	个人缴纳医保支出	556	16.29%	15.00%	14.89%	19.77%	34.05%
2013 年	城镇人均可支配收入	45274	9.49%	14.05%	17.38%	22.09%	36.99%
	个人缴纳医保支出	505	14.74%	15.42%	15.93%	21.09%	32.83%
2012 年	城镇人均可支配收入	41103	9.23%	14.21%	17.73%	22.49%	36.34%
	个人缴纳医保支出	464	13.73%	17.89%	17.93%	21.70%	28.76%
2011 年	城镇人均可支配收入	37124	9.12%	14.03%	17.29%	21.81%	37.76%
	个人缴纳医保支出	382	13.42%	17.63%	17.68%	22.89%	28.37%
2010 年	城镇人均可支配收入	33360	9.55%	14.51%	17.67%	22.09%	36.19%
	个人缴纳医保支出	396	16.40%	19.16%	19.01%	20.62%	24.80%

通过表 5-10 历年数据分析，不难看出不同收入人群以医保费用形式承担的卫生筹资比例也不一致，中高收入人群的个人缴纳的医保支出占比低于其可支配收入的占比，而中等收入人群、中低收入人群和低收入人群个人缴纳的医保支出占比都高于其可支配收入的占比，表明北京市现行的社会医疗保险筹资模式具有累退性，该项卫生筹资存在不平等问题。

3. 城镇居民以个人现金支出形式承担的卫生筹资比例分析

通过统计数据分析，2010 年北京市高等收入群体人均可支配收入占全部城镇人均可支配收入的 36.19%，以个人现金支出形式承担的卫生筹资占全部城镇人口总和的 28.27%；低收入群体人均可支配收入占全部城镇人均可支配收入的 9.55%，以个人现金支出形式承担的卫生筹资占全部城镇人口总和的 12.13%；发展到 2016 年，北京市高等收入群体人均可支配收入占全部城镇人均可支配收入的 36.46%，基本维持没变，以个人现金支出形式承担的卫生筹资占全部城镇人口总和的 32.92%，较 2010 年增加 4.65 个百分点；低收入群体人均可支配收入占全部城镇人均可支配收入的 8.60%，较 2010 年下降 0.95 个百分点，以个人现金支出形式承担的卫生筹资占全部城镇人口总和的 8.78%，较 2010 年下降 3.35 个百分点（如表 5-11 所示）。

表 5-11　北京市 2010—2016 年城镇居民以个人现金支出形式承担的卫生筹资比例情况表

年份	收入支出项	全市平均	低收入户	中低收入户	中等收入户	中高收入户	高等收入户
2016 年	城镇人均可支配收入	57275	8.60%	13.85%	17.94%	23.16%	36.46%
	医疗保健现金支出	2630	8.78%	15.37%	19.10%	24.12%	32.92%
2015 年	城镇人均可支配收入	48458	7.14%	12.84%	17.62%	23.61%	38.79%
	医疗保健现金支出	2229	10.71%	13.00%	17.86%	23.28%	35.15%
2014 年	城镇人均可支配收入	49730	9.96%	14.26%	17.47%	21.96%	36.34%
	医疗保健现金支出	1862	12.30%	17.98%	21.51%	21.73%	26.48%
2013 年	城镇人均可支配收入	45274	9.49%	14.05%	17.38%	22.09%	36.99%
	医疗保健现金支出	1718	13.07%	15.98%	22.68%	21.30%	26.97%
2012 年	城镇人均可支配收入	41103	9.23%	14.21%	17.73%	22.49%	36.34%
	医疗保健现金支出	1658	13.46%	17.82%	19.42%	21.72%	27.57%
2011 年	城镇人均可支配收入	37124	9.12%	14.03%	17.29%	21.81%	37.76%
	医疗保健现金支出	1523	12.06%	17.51%	22.71%	21.31%	26.41%
2010 年	城镇人均可支配收入	33360	9.55%	14.51%	17.67%	22.09%	36.19%
	医疗保健现金支出	1327	12.13%	16.17%	19.86%	23.58%	28.27%

通过表 5-11 历年数据分析，也不难看出不同收入人群以个人现金支出形式承担的卫生筹资比例也不一致，高收入人群的个人医疗保健现金支出占比低于其可支配收入的占比，而中高收入人群、中等收入人群、中低收入人群和低收入人群个人缴纳的医保支出占比都高于其可支配收入的占比，表明北京市现行的个人现金支出形式承担的筹资模式具有累退性，该项卫生筹资也存在不平等问题。

（五）分析结论

1. 宏观层面——健康卫生医疗筹资体系结构不合理导致卫生负担的不平等

我国卫生总费用 2016 年 46345 亿元，卫生费用占 GDP 比重 6.2%，与全球其他国家，如美国卫生总支出超过 GDP17%，美国卫生总费用达到 20 万亿元，差距明显。同时个人卫生支出占比过高，筹资结构不合理。我国在健康卫生医疗筹资结构中个人卫生现金支出占据了重要比重，2016 年全国卫生总费用中政府卫生支出 13910 亿元，占比 30%，社会卫生支出 19096 亿元，占比 41.2%，个人卫生现金支出 13337 亿元，占比 28.8%，卫生医疗筹资体系中个人卫生现金支出占据了近三成比重，远超国际发达国家个人支出占比，突出反映我国健康卫生医疗筹资结构不合理，也直接造成富裕人群和贫困人群在就医时存在的各种不平等现状。另外城乡卫生总费用和人均费用差距明显。2000 年以来全国卫生总费用逐年增长，城市卫生总费用和农村卫生总费用都有了很大增长，城市卫生总费用从 2000 年的 2624 亿元增长到 2015 年的 31140 亿元，增长 10.8 倍，农村卫生总费用从 2000 年的 1962 亿元增长到 2015 年的 9833 亿元，增长 4 倍；但从总规模不断增长的同时也暴露出城乡不平等现象，特别是城乡人均卫生费用的绝大差异，城市人均卫生费用从 2000 年的 812.9 元增长到 2014 年 2581.7 元，增长 2.17 倍，2014 年城市人均卫生费用是农村人均卫生费用的 1.66 倍，我国农村卫生总费用和人均卫生费用都在逐年增长，但费用水平远低于全国和城市平均水平，而且这种差距有逐年增大的趋势。

2. 微观层面——健康卫生医疗筹资体系部分累退性导致贫富阶层的不平等

上文实证分析得出，健康卫生医疗筹资渠道中政府税收筹资是累进的，社会医疗保险筹资是累退的，个人现金支出筹资是累退的。税收筹资渠道中，富人收入高，承担缴费高，穷人收入低，承担缴费低，收入与缴费呈正相关关系，以税收形式承担的卫生筹资具有累进性。社会医疗保险筹资渠道中，中高收入人群的个人缴纳的医保支出占比低于其可支配收入的占比，而中等收入人群、中低收入人群和低收入人群个人缴纳的医保支出占比都高于其可支配收入的占比，社会医疗保险筹资模式具有累退性。个人先进支出筹资渠道中，高收入人群的个人医疗保健现金支出占比低于其可支配收入的占比，而中高收入人群、中等收入人群、中低收入人群和低收入人群个人缴纳的医保支出占比都高于其可支配收入的占比，个人现金支出形式承担的筹资模式具有累退性。这些健康卫生医疗筹资体系部分累退性导致贫富阶层的健康不平等。

第三节　反健康卫生医疗制度不平等研究

本节开展反健康卫生医疗制度不平等的理论分析研究，首先介绍健康卫生医疗制度的概况和特征，总结回顾我国卫生医疗体制改革的历程及取得的主要成就，然后从不平等角度分析现有医疗制度不平等问题及形成原因，并在最后进行实证案例分析。

一、健康卫生医疗制度概况

（一）健康卫生医疗制度概念

健康卫生医疗制度是指政府出台的规范健康卫生医疗服务供应、分配、消费行为的制度，向居民提供公共卫生服务和基本医疗保障，其表现形式为法律、法规、规章、政策、规范、标准、指南等。从制度发布机构看，有各级人民代表大会颁布的法律与法规，各级人民政府出台的规章与政策，各级卫生行政部门下发的操作规范与标准等。从制度效力看，理论上同级人民代表大会颁布的制度比同级人民政府颁布的制度，效力更高；政府颁布的制度效力，要高于政府各部门颁布的制度效力；越是上级部门出台的制度，效力越高。但从目前中国制度执行的实践或制度的现实约束力来看，越是健康卫生医疗机构直接上级出台的制度，越能被有效地执行，尽管它可能缺乏规制依据，甚至可能与上一级规制机构出台的制度相矛盾。这就是常说的“县官不如现管”，也是我国现阶段规制实践中的奇特现象和制度实施机制的特点，是人治大于法治的具体体现。基层健康卫生医疗机构的上级主管部门，为维护其权威和利益，就有动力和时间检查其出台制度的落实情况。其拥有任免所属健康卫生医疗机构负责人的权力，也为制度执行提供了组织保证。有些制度内容，本来就是向健康卫生医疗机构进行收费的。这就决定了健康卫生医疗机构的直接上级出台的制度，反而具有强制性、自动实施或可实施的特征①。

（二）健康卫生医疗制度特征

健康卫生医疗制度的建立和完善是提高我国全民健康水平的重要保障，是推动社会进步和经济发展的重要助力。健康卫生医疗制度是通过政府对卫生资源的分配和再分配，满足全民基本健康需求，调节社会矛盾，促进社会公平正义，对于解决看病难、看病贵等社会问题有十分重要的作用。具备如下特征：

1. 服务公平性

健康卫生医疗制度要保证每位成员能平等享有健康卫生医疗服务，不因性别、年龄、教育、收入、区域等差异而得到不平等待遇，体现制度的公平正义。

2. 全员普及性

健康卫生医疗制度强调人人享有基本医疗卫生服务，实现全部社会成员覆盖，满足全部成员的基本健康卫生需求，分享社会进步和经济发展的福祉。

3. 体系复杂性

健康卫生医疗制度包含公共卫生体系、医疗服务体系、基本保险体系、基本药物体系等多个制度，每种制度有自身运行特征，且制度之间也相互作用。

4. 政府主导性

健康卫生医疗制度作为一项关系全员健康的公共制度，具有公共物品属性，由政府主导负责，确保制度的顺利运行和有效执行。

二、我国健康卫生医疗制度改革历程

（一）第一个阶段：医改孕育期（1978—1984 年）

这个阶段主要是对计划经济时期我国健康卫生医疗体系问题的不断总结研究，并结合当时情况进行医改准备，针对农村和城市二元结构主体开展调

---

① 李根才．我国医疗卫生制度变迁的经济分析［D］．江西财经大学博士论文，2014.

整建设，同时加大对健康卫生医疗人员的培养教育，储备健康卫生医疗从业人员，扩大健康卫生医疗机构数量，逐步为医改的实施做好准备。

（二）第二个阶段：医改启动期（1985—2000 年）

我国医改从 1985 年正式启动，全国全面开展医改工作，政府放权让利，扩大医院自主权，鼓励多种形式的医院成立，鼓励企业、部队等医疗机构对外开放，鼓励个体医务人员行医，通过这种多元的发展形式，调动社会各方资源和积极性，提高医院普及区域和医务服务管理水平。

（三）第三个阶段：医改深化期（2000—2005 年）

通过医改的实施，我国健康卫生医疗状况得到很大改善，但也出现了许多新问题，医疗价格不断提高，城乡医疗资源配置不均衡，区域医疗资源配置不平等等问题不断显现，2003 年 SARS 事件更是对我国健康卫生医疗体系一次严重的打击，看病难看病贵等社会关注问题逐步推动医疗向着新的方向发展。

（四）第四个阶段：医改转折期（2005—2009 年）

2005 年 9 月联合国开发计划署驻华代表发表了《2005 年人类发展报告》，报告就提出我国实施的健康卫生医疗体制改革并没有实质解决中国健康卫生医疗问题，特别是中国的城乡差异，农民健康卫生医疗保障体系没有有效建立。也是此时开始了新医改的各种呼声，政府也陆续出台相关改革文件，中共十七大报告中就首次提出中国特色健康卫生医疗体制制度框架：健康卫生医疗服务体系、健康卫生医疗保障体系、健康卫生医疗保险体系、药品供应保障体系等四个组成部分。

（五）第五个阶段：新医改推行期（2009 年至今）

2009 年国务院《关于深化医药卫生体制改革的意见》的出台，标志我国医疗体制改革进入了第五个发展阶段，这个新医改方案是我国健康卫生医疗制度改革和保障体系完善的重要指导纲领和行动指南，方案将缓解看病难、看病贵等社会问题作为当期改革解决目标，要求通过深化改革，实现“建立健全覆盖城乡居民的基本健康卫生医疗制度，为群众提供安全、有效、方便、价廉的健康卫生医疗服务”的长远目标。

三、我国健康卫生医疗制度改革取得成就

我国经过几十年的不懈努力和大胆实践，在健康卫生医疗领域取得了翻天覆地的变化，卫生医疗改革也取得了举世瞩目的成就，目前已逐步形成与我国国情基本相适应的健康卫生医疗制度，人们健康得到显著改善，总结有如下成就：

（一）健康卫生医疗制度体系逐渐完善

健康卫生医疗制度包含的公共卫生体系、医疗服务体系、医疗保障体系、基本药物体系等多个体系在全国逐渐完善，中央和地方政府不断加大对健康医疗卫生的资源投入，从医疗机构的基础设施建设、医疗设备更新换代、医疗卫生人才队伍培育等各方面都投入大量人力、物力、财力，医疗服务机构服务能力明显增强，居民基本医疗服务需求得到有效满足。同时加快建立具有中国特色的基本医疗卫生制度，逐渐完善一个中心、两项目标、三大基石、四大体系的基本框架，即以健康为中心，实现人人享有基本医疗卫生服务和建立全民基本健康保障体系的目标，构建基本药物制度、家庭医生制度和三级转诊制度三大基石，完善公共卫生体系、医疗服务体系、医疗保障体系、基本药物体系四大体系，开创了我国健康卫生事业新局面。

（二）全民基本医疗保险制度基本形成

我国已形成了城镇职工基本医疗保险、城镇居民基本医疗保险和新型农村合作医疗保险三位一体的基本医疗保险制度，累计参保人数有超过 13 亿，参保覆盖率稳定在 95% 以上；城乡居民医保财政补助从 2008 年的 80 元增长到 2017 年的 450 元，中央财政对西部、中部地区分别按照 80%、60% 的比例进行补助，对东部地区由各省分别按一定比例进行补助。全民基本医疗保险制度的实施有效保障了人们基本健康卫生医疗需求，同时对需要更多关注的社会弱势群体健康也起到基本保障，有效减少了因病致贫、因病返贫等现象发生。

（三）国家基本医疗药物制度有效实施

我国 2015 年版的国家基本医疗药物目录已在全国范围内有效实施，基本形成了国家基本医疗药物从生产、到流通、到使用的全环节运行体系，卫生主管部门通过基本药物知识的普及和培训，对卫生就业人员采取竞争上岗、执证上岗、在岗培训等方式规范基本药物的使用。从 2012—2015 年，基层医疗机构的医疗收入占全部收入的占比已从 2012 年的 73.78% 下降到 2015 年 61.55%，同时药品收入占全部收入的占比也从 50.25% 下降到 40.49%，医疗服务价格和基本药物价格下降，从很大程度减轻了城乡居民就医的负担。

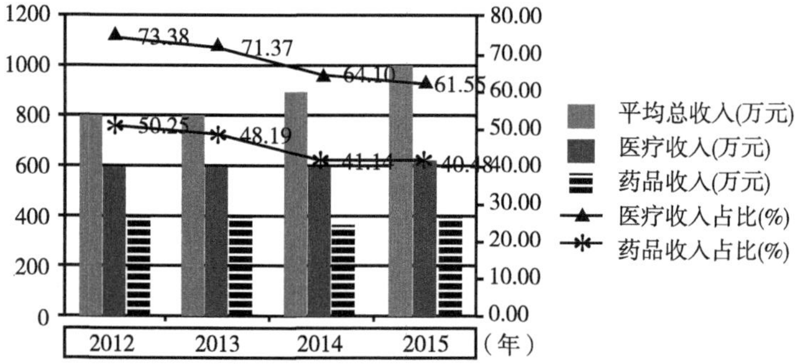

图 5-3　2012—2015 年我国基层医疗机构医疗收入和药品收入图示

四、我国健康卫生医疗制度存在的不平等问题

（一）资源配置失衡导致的不平等

本章第一节中就通过详细数据，从健康卫生资源的区域差异、城乡差异、群体差异三个维度分析了我国健康卫生医疗资源配置存在的失衡问题，表现为我国经济发达的东、中部地区在人均期望寿命、婴儿死亡率等健康指标明显优于西部区域，并且这种不平等差距越拉越大，医疗机构数量和人员数量东部地区的健康卫生医疗资源质量明显高于中西部，区域之间存在较大健康资源配置不平等。我国目前城市医疗资源占我国全部医疗资源 70% 以上，而农村医疗资源占比不足 30%，城乡医疗资源配置存在严重不平等。城

市的医生等人力资源相对过剩，而农村卫生服务人员总量不足，医疗水平低下，在贫困地区绝大多数卫生院十分缺乏预防、保健等医务人员。同时城市的医疗机构床位数是农村的好几倍，农村只拥有少量的医疗机构，且设备落后，条件差，无法满足农民的基本医疗服务需求，因此各种群体的健康状况出现了不同程度的不平等问题。这些区域差异、城乡差异、群体差异正是由于健康卫生医疗制度中资源配置失衡导致的不平等问题。

（二）供需结构矛盾导致的不平等

我国健康卫生医疗领域存在的典型性大众问题就是看病难、看病贵现象，这种现象正是由于健康卫生医疗供需结构矛盾导致的健康不平等问题。从医疗服务供给方面，我国现有的健康卫生医疗服务供给体系按行政区域划分可以分为基层卫生机构和医院两级，基层卫生机构主要分布在农村和城镇基层社区中，医院主要分布在城市聚集区域，这两者在全国的分布满足了我国城乡居民的基本医疗服务要求，但同时由于资源投入和分布不均，卫生资源配置上呈现出倒金字塔，80% 的卫生资源都投向了发达地区和市区医院机构，发达地区和市区医院机构医疗服务体系投入大量人力、物力、财力资源，而在经济落后地区和城乡基层卫生服务机构的卫生投入方面相差巨大。与医疗服务体系的供给相对应的是居民医疗服务需求，大量居民的医疗服务需求应该在基层卫生服务机构的解决，少量的疑难杂症应该在市区医疗服务机构就诊，但现有健康卫生医疗服务体系存在严重失衡现象，大医院就医人满为患，而基层卫生机构服务能力薄弱，医疗服务的平等性和可及性受到很大冲击。由于基层卫生机构薄弱的医疗服务能力无法满足大众的医疗需求，大家都涌向城市医院，医院就被动承担了大量小病、常见病的治疗，这样无形中就耗费了医院大量大力物力财力，而基层卫生机构就诊量较小，卫生资源出现闲置浪费。大医院门庭若市，而基层卫生机构却少人问津，这种因健康卫生医疗制度资源配置失衡而引起的医疗供给与医疗需求之间供求矛盾就直接导致了看病难、看病贵等不平等现象。以 2015 年我国医疗机构就诊数据（如表 5-12 所示）来看，2015 年全国医疗机构 98.35 万个，其中基层卫生机构 92.08 万个，占比 93.62%，医院机构 2.76 万个，占比仅 2.8%，但从就诊人次上看，医院机构就诊 30.83 亿人，平均就诊人次 11.17 人，而基层卫生机构就诊 43.41 人，平均就诊人次仅为

0.47 人，与医院机构平均就诊人次相差巨大，这种因供需结构矛盾和服务体系失衡导致的健康不平等现象严重。

表 5-12　2015 年全国医疗机构就诊情况表

序号	指　标	全国医疗机构	医院机构	基层卫生机构
1	机构数量（万个）	98.35	2.76	92.08
2	诊疗人次（亿）	76.93	30.83	43.41
3	平均诊疗人次	0.78	11.17	0.47

（三）利益群体博弈导致的不平等

我国现行的健康卫生医疗制度涉及医疗、医药和医保三个大的板块，然而由于现有的健康卫生医疗制度设计使得医疗、医药和医保分别属于不同的管理和运营部门，这三者在实际运行中是各自为政，相互联系又相互分立，固有的利益模式使得三者难以调和，导致现有健康卫生医疗制度发展出现割裂化特征。健康卫生医疗领域主要相关的利益主体可以分为五类，政府部门、医疗机构、医疗保险机构、医药生产流通企业、患者。政府部门为了社会发展和和谐稳定，巩固现有政治地位，会凭借公共权力制定健康卫生制度，对卫生资源进行初分配和再分配，维护公民健康的平等性。医疗机构作为医疗服务的承接部门，其主要利益诉求是通过提升医疗服务质量和效率保证医院正常运营和稳步发展。医疗保险机构作为医疗费用的筹集、管理和支付部门，其核心就是通过对医疗机构的医疗行为进行科学引导和合理规范，保证医疗保障基金的收支平衡。药品生产流通企业作为药品供给的公司主体，其本质利益肯定是以获取利润最大化为首要目标。而最后作为就医的患者，是各个主体中最弱势的群体，自身利益以身体健康收益最大化为诉求。这五类利益主体在医疗体制改革过程为了确保自身利益而进行各种博弈，比如政府为了降低药品价格，取消药品加成，推行国家基本药物制度，这使得的医疗机构在财政补贴不到位时收入下降严重，医院运营效益和医务人员报酬都受到很大影响，同时又引发出医生诱导需求等不当行为。医疗保险机构尽力对医疗机构的医疗行为进行监督规范，但现有的管理部门分立，城镇医保归劳动与社会保证部门管辖，新农合医保归卫计委管辖，医保不统一大大加大沟通协调成本，影响工作积极性。而医药生产企业面对国家集中招标等制度的约束，只能降低药品价格，保证低药价供给，但这种以行政力量压制药品价格，在一定程度上是对市场运营机制的扰乱，会损害医药市场公平和医药企业积极性及药品供应质量。正是由于现有的健康卫生医疗制度设计和公共卫生政策缺乏对卫生领域的各个利益主体的综合平衡，在医改实践中遇到了各利益群体为了自身利益而进行的各种博弈现象，导致部门分割，联通不畅，医改受阻，最终由此产生的不良后果将转嫁到普通大众身上，因此看病难、看病贵等健康不平等现象就屡见不鲜了。

五、我国健康卫生医疗制度不平等的成因分析

（一）从社会学角度——缺乏公平正义深度延展

我国新医改明确提出了到2020年全体城乡居民都能实现基本医疗卫生制度覆盖，这个目标的制定是我国政府对全体城乡居民平等享有健康权利和平等分配基本健康卫生医疗资源的政治承诺，也从社会学角度体现了我国健康卫生医疗制度公平正义的本质内涵。但是在新医改的改革实践过程中，出现了许多健康不平等现象，在健康卫生医疗资源配置上存在较大区域差异、城乡差异、群体差异，这些不平等差异都直接导致了城乡居民无法自由平等享有基本健康权利。罗尔斯认为："正义是社会制度价值的主要表现形式，任何不公正的制度都应该被改革或消除，真相和正义不应该作为人类社会活动的主要价值而受到损害。"他分别区分了正义的概念，对于社会正义和个人正义来说，正义首先是社会正义。只有在社会制度的基础上才能确定一个人的行为在道德上是否合理。罗尔斯将健康纳入到社会基本价值的范畴，健康作为一项基本人权应该得到公平正义的对待和保障。然而我国现行的健康卫生医疗制度的运行与罗尔斯的正义论理论体系并不相向而行，作为一门政治哲学，公平正义论强调政府在社会发展中坚持自由平等原则和无差别原则，按照这两个原则对应我国健康卫生医疗制度的实践，明显表现出缺乏公平正义深度延伸。自由平等原则要求政府保障社会成员最广泛的自由平等权利，用这个原则审视现行的健康卫生医疗制度，我国已基本建立了公共卫生体系、医疗服务体系、医疗保障体系、基本药物体系等多个医疗卫生体系，已形成了城镇职工基本医疗保险、城镇居民基本医疗保险和新型农村合作医疗保险三位一体的基本医疗保险制度，累计参保人数有超过13亿，参保覆

盖率稳定在 95% 以上，基本形成了国家基本医疗药物从生产、到流通、到使用的全环节运行体系，医改取得了较好成果，我国城乡居民在健康卫生医疗制度享有机会上基本实现了自由平等。但与此同时医改过程中也出了很多不平等问题，看病难、看病贵、因病致贫、因病返贫等问题经常发生，按照罗尔斯正义论的无差别原则，就应该为社会中处于最不利地位的群体提供更多的利益，以消除现实中的不平等。社会弱势群体的健康权没有得到很好保障，这些都侧面反映了我国健康卫生医疗制度在对应正义论的第二个无差别原则上就存在较大不足，践行正义论缺乏深度延展。

（二）从经济学角度——缺乏卫生资源有效配置

我国医疗体制改革的过程其实也是健康卫生医疗资源配置的过程，医疗体制改革以来政府和市场的关系一直没有完全理清，政府主体责任不明确，应该承担的责任没有承担，而市场作用机制由于卫生医疗制度制约和束缚，没有很好发挥市场优化依靠资源配置机制，导致城乡医疗资源差异、区域医疗资源差异和人群医疗资源差异等多个方面的不平等问题。我国医疗体制改革的历程也见证了政府和市场缺乏协调统一共同发挥作用的过程，从经济学角度分析，也就是没有使得医疗卫生资源得到有效配置。健康资源的有效配置需要满足几个原则：第一是与社会经济发展相适应原则。健康卫生医疗资源配置应与社会经济发展相适应，要符合社会发展和经济增长的普遍规律，要匹配社会发展和经济增长的合理规模，因地制宜，最大限度发挥健康卫生医疗资源配作用。第二是兼顾公平与效率原则。健康卫生医疗资源配置讲求公平同时兼顾效率，讲求公平强调对健康卫生资源的平等获得，不应该受到收入、职业、教育、性别等因素的影响。兼顾效率即对健康卫生医疗资源的充分有效利用，做好增量初配置，做好存量再分配。第三是满足健康卫生医疗需求为依据原则。健康卫生医疗资源配置是以满足健康卫生医疗需求为依据，将人力、物力、财力投向卫生医疗需要的地方，科学规划合理设计，以解决健康卫生医疗问题和满足健康卫生医疗需求为首要任务。第四是保证重点兼顾全局原则。合理的健康卫生医疗资源配置的核心目的是社会的稳定和人们基本健康的保障，在发展过程中应首先以保证全民基本医疗需求得到满足为重点，同时兼顾全局，全面满足日益多元化的健康卫生医疗需求和服务。但现有的医疗卫生体制缺乏这些资源配置机制或者机制不完善，因此引起了各类医疗资源配置配置差异而引起的健康不平等问题。

（三）从法学角度——缺乏对健康权的立法保护

我国医改虽然从顶层设计和政策制定上都是国家层面的，也明确提出了一个中心、两项目标、三大基石、四大体系的基本框架，即以健康为中心，实现人人享有基本医疗卫生服务和建立全民基本健康保障体系的目标，构建基本药物制度、家庭医生制度和三级转诊制度三大基石，完善公共卫生体系、医疗服务体系、医疗保障体系、基本药物体系四大体系，但在实践落地过程中政策执行层层递减，许多政策都还停留在政策层面，严重影响了医疗体制改革的进程。一些弱势群体健康权并没有切实得到保障，在全国范围内出现了人群不平等和区域不平等现象，公平与非歧视未得到很好实现。同时健康权实践中并没有很好做到全民参与，主要是没有建立健全参与的制度化和立法保护，许多重大健康卫生医疗改革没有广泛征求公众意见，部分参与信息也没有对公众公开，信息缺乏公正透明，公众对健康事务的参与权未获得必要实现。从法学角度分析原因，也是我国在法律层面缺乏一部关于基本医疗卫生制度的立法。虽然在宪法、民法、刑法等基本法中的有关健康权规定，政府也专门制定了《传染疾病防治法》《药品管理法》等十几部关于健康卫生医疗方面的法律法规，但真正缺乏一部全国性、统领性、权威性的立法，明确政府在健康权保护中主体责任，对公民健康权的有效保护，对社会弱势群体的重点倾斜，使健康卫生医疗制度的实施都在立法保护范围之内。健康权是公民应该享有的一项基本权利，是公民正常从事工作和生活的前提条件，政府作为健康权的责任主体，需要创造环境和条件最大限度使全体公民拥有健康，公民健康权的实现依赖政府责任的履行。健康不平等实际体现的是公民健康权没有得到有效保护和实现。健康权作为一项重要的人权，需要国家层面承担应尽的国家义务，制定相关立法保护健康权及有效实施相关制度。健康权并非保持健康的权利，而是享有各种对于实现最高可能达到的健康标准所必需的设施、物品、服务和条件的权利，政府在公民实现健康权中应该成为承担保障者角色，履行国家义务，保障卫生资源配置的平等，为全体公民提供平等的健康卫生医疗资源、服务及各种卫生基础设施。

六、我国健康卫生医疗制度不平等的案例分析

我国健康卫生医疗制度经过近四十年的发展完善，已经基本构建出适合我国国情的医改之路，新医改方案中明确提出一个中心、两项目标、三大基石的基本框架，即以健康为中心，实现人人享有基本医疗卫生服务和建立全民基本健康保障体系的目标，构建基本药物制度、家庭医生制度和三级转诊制度三大基石。在新医改的大背景下，全民医保制度在全国上下迅速推广开来，形成了城镇职工基本医疗保险、城镇居民基本医疗保险、新型农村合作医疗三种基本医疗保障制度，三种制度分别针对不同人群，筹资水平、待遇给付等都有不同差异，也逐步产生不平等状况。

（一）现有健康卫生医疗制度不平等案例一

以健康卫生医疗筹资体系中城镇职工基本医疗保险筹资为例，基本医疗保险费用是由职工本人与所在单位双方共同承担，职工本人缴费比例一般为个人工资收入的 2%，所在单位缴费比例一般控制在整体工资总额的 6% 左右。个人缴费的基本医疗保险资金全部进个人账户，所在单位缴纳的基本医疗保险费用 70% 用于建立统筹基金，30% 直接进入个人账户。我国经济处于快速发展阶段，但不同区域、不同行业、不同人群的收入水平存在很大差距，这种以工资收入为缴费基数的筹资机制本身设定就会导致区域、行业、人群的医疗保障水平的差异。经济发达区域整体收入水平高，因此缴费总额高，社会统筹的基金规模也就相应高，区域的医疗保障水平自然就会高。而经济发展落后的区域社会平均收入水平低，导致医疗保险统筹基金规模小，自然就会影响该区域医疗保障水平，特别是贫困地区的贫困人口，一些基本的医疗卫生需求都得不到满足，不平等现象明显。另外从个人角度分析，职工本人缴费比例一般为个人工资收入的 2%，全部城镇职工执行同样一个标准，人人平等，但这个筹资比例对于不同收入人群有不一样的效果，比如低收入人群每月工资 2000 元，每月缴费 40 元，意味着要从全部生活开支中拿出 2% 缴费，对其自身会产生一定经济负担，但对于高收入人群每月工资 20000 元，每月缴费 400 元，虽然占比同样是 2%，但不会对其生活有任何影响。因此同样的筹资机制对不同人群产生了不同效果，具有累退性，形式上的平等不能掩盖其背后的不平等问题。

（二）现有健康卫生医疗制度不平等案例二

我国现行新型农村合作医疗筹资制度采用个人缴费、集体扶持和政府补贴的方式筹集，个人按定值保费参保。以 2017 年为例，农村参加新农合保险的参保人员每人按照 180 元缴纳，比 2016 年提高 30 元；同时政府对参保人员每人按照 450 元进行补贴，也比 2016 年提高 30 元，其中对于新增参保人员根据东、中、西部区域经济状况分比例进行补贴，西部区域补贴 80%，中部区域补贴 60%，东部地区有各级地方政府自行补贴。这种筹资机制一方面给农村家庭条件差的人群带来经济负担，在自愿参保的原则下这些贫困人群可能因为无法承担保费而选择不参加，因此也就无法享受各级政府给予的相应财政补贴，而一些经济条件好的人群积极会参加新型农村合作医疗保险，也因此获得政府补贴，这样也就直接导致农村地区贫富之间的参保率差异和后续医疗保障的不平等。

（三）现有健康卫生医疗制度不平等案例三

我国现行的医疗保障制度中高“共付”（Co-payment）机制也导致了卫生医疗服务利用的不平等现象。为了解决患者道德风险的问题，我国在设制定医疗保险付费制度中就采用共付制度来缓解改善，即被保险人要自付一定金额或一定比例的医疗费用，通过被保险人与医疗保险机构共同分担看病期间花费支出的医疗费用，这种分担不论花费多少费用，共付双方都按照一定比例支付，这个分担比例可以事先由医疗保险机构与参加投保人共同约定固定值，但也可以根据卫生医疗费用的多少而累加或累减，通过对卫生医疗费用花费金额分成几挡，对于医疗费用越高的档参保人自付比例越低，医疗费用越高的档，参保人自付比例越高。

共付机制设定起始支付线、封顶线、共付比例和保大不保小等要求。共付机制这种制度安排的初衷是希望通过干预医疗需求的方式，来规避卫生医疗领域中的道德风险、引导医疗合理消费的等问题，但同时这种共付机制也一定程度上是对保险风险保障功能的一种减弱，造成因制度引起的健康不平等问题。从目前我国共付制度实际实践情况来看，农村合作医疗中共付比例基本大于 50%，城镇共付比例也达到 40%，整体比例过高，随着医疗市场价格的不断提高，此种高共付机制就会导致参保人员特别是穷人群体因为经济原因无法得到有效的医疗保障和医疗服务，有病不看、该住院不住院等现象屡见不鲜。反而富人因为经济条件好，能够享受更好的医疗保障和医疗服务，这就造成了穷人补贴富人的不平等现象，违反了医疗保障的可及性平等原则。

第四节　我国健康不平等评价指数的实证分析

本文将我国健康不平等评价指数的实证分析研究主要聚焦在不同区域的不同城市，以便综合反映我国各省市自治区在健康不平等方面的差异程度，对减少和缩小各省市之间健康不平等程度更有实践意义。同时在综合衡量样本数据收集的及时性、完整性、难易性、代表性等要求，选取我国 2010 年和 2016 年两年健康卫生医疗统计数据进行实证对比分析。

一、健康不平等评价指数体系

表 5-13　健康不平等评价指数指标表

序号	一级指标	二级指标	权重	指标类型	评分原则和步骤
1	健康卫生医疗服务需求不平等	QWB 健康质量指标	5	高优指标	1. 以《2011 年中国健康和营养调查》数据进行整理，得到样本指标数值； 2. 对数据进行无量纲化处理，得到处理后对应数值； 3. 将指标对应数值乘以相应权重，得到指标得分。
2		SAH 自评健康指标	5	高优指标	1. 以《2011 年中国健康和营养调查》数据进行整理，得到样本指标数值； 2. 对数据进行无量纲化处理，得到处理后对应数值； 3. 将指标对应数值乘以相应权重，得到指标得分。
3		两周患病率	5	低优指标	1. 以《2011 年中国健康和营养调查》数据进行整理，得到样本指标数值； 2. 对数据进行无量纲化处理，得到处理后对应数值； 3. 将指标对应数值乘以相应权重，得到指标得分。

续表

<table>
<tr><th>序号</th><th>一级指标</th><th colspan="2">二级指标</th><th>权重</th><th>指标类型</th><th>评分原则和步骤</th></tr>
<tr><td>4</td><td rowspan="3">健康卫生医疗服务利用不平等</td><td colspan="2">居民平均就诊次数</td><td>5</td><td>高优指标</td><td rowspan="12">1. 以国家卫生与计划委员会发布的《中国卫生和计划生育统计年鉴》数据进行整理，获取样本区域的居民平均就诊次数、病床使用率、居民住院率、医疗卫生机构数、卫生人员总人数、每千人口卫生技术人员数、医疗卫生床位数、每千人口卫生机构床位数、卫生费用总量、卫生费用占 GDP 占比、人均卫生费用、个人卫生现金支出占比等指标数据；
2. 对居民平均就诊次数、病床使用率、居民住院率、医疗卫生机构数、卫生人员总人数、每千人口卫生技术人员数、医疗卫生床位数、每千人口卫生机构床位数、卫生费用总量、卫生费用占 GDP 占比、人均卫生费用、个人卫生现金支出占比等指标数据进行无量纲化处理，得到处理后对应数值；
3. 将处理后居民平均就诊次数、病床使用率、居民住院率、医疗卫生机构数、卫生人员总人数、每千人口卫生技术人员数、医疗卫生床位数、每千人口卫生机构床位数、卫生费用总量、卫生费用占 GDP 占比、人均卫生费用、个人卫生现金支出占比等指标对应数值乘以相应权重，得到指标得分。</td></tr>
<tr><td>5</td><td colspan="2">病床使用率</td><td>5</td><td>高优指标</td></tr>
<tr><td>6</td><td colspan="2">居民年住院率</td><td>5</td><td>高优指标</td></tr>
<tr><td>7</td><td rowspan="5">健康卫生医疗资源配置不平等</td><td colspan="2">医疗卫生机构数</td><td>5</td><td>高优指标</td></tr>
<tr><td>8</td><td rowspan="2">医疗卫生人员</td><td>医疗卫生人员总人数</td><td>5</td><td rowspan="2">高优指标</td></tr>
<tr><td>9</td><td>每万人口卫生人员数</td><td>5</td></tr>
<tr><td>10</td><td rowspan="2">医疗卫生床位</td><td>医疗卫生床位数</td><td>5</td><td rowspan="2">高优指标</td></tr>
<tr><td>11</td><td>每万人口卫生床位数</td><td>5</td></tr>
<tr><td>12</td><td rowspan="4">健康卫生医疗筹资体系不平等</td><td colspan="2">卫生费用总量</td><td>5</td><td>高优指标</td></tr>
<tr><td>13</td><td colspan="2">卫生费用占 GDP% 占比</td><td>5</td><td>高优指标</td></tr>
<tr><td>14</td><td colspan="2">人均卫生费用</td><td>5</td><td>高优指标</td></tr>
<tr><td>15</td><td colspan="2">个人卫生现金支出占比</td><td>5</td><td>低优指标</td></tr>
<tr><td>16</td><td rowspan="3">健康水平国际衡量指标</td><td colspan="2">人均预期寿命</td><td>5</td><td>高优指标</td><td>1. 以国家统计局发布的 2010 年全国各省的人均预期寿命数据进行整理，得到样本指标数值；
2. 对数据进行无量纲化处理，得到处理后对应数值；
3. 将指标对应数值乘以相应权重，得到指标得分</td></tr>
<tr><td>17</td><td colspan="2">孕产妇死亡率</td><td>10</td><td>低优指标</td><td>1. 以国家卫生与计划委员会发布的《中国卫生和计划生育统计年鉴》数据整理，得到样本指标数值；
2. 对数据进行无量纲化处理，得到处理后对应数值；
3. 将指标对应数值乘以相应权重，得到指标得分</td></tr>
<tr><td>18</td><td colspan="2">婴儿死亡率</td><td>10</td><td>低优指标</td><td>1. 以国家卫生与计划委员会发布的《中国卫生和计划生育统计年鉴数》据整理，得到样本指标数值；
2. 对数据进行无量纲化处理，得到处理后对应数值；
3. 将指标对应数值乘以相应权重，得到指标得分</td></tr>
</table>

二、我国各省健康不平等评价指数得分及排名

按照本文创建的健康不平等评价指数的评价方法和步骤，选取国家卫生与计划委员会发布的《中国卫生和计划生育统计年鉴》数据、《2011 年中国健康和营养调查》数据和各省市自治区统计年鉴数据，计算 2010 年和 2016 年全国健康不平等评价指数得分及排名如下：

表 5-14　2010 年全国健康不平等评价指数得分及排名表

地　区	综合得分	综合排名
北京市	74.72	1
上海市	70.22	2
江苏省	61.88	3
浙江省	61.74	4
山东省	61.19	5
广东省	58.79	6
四川省	57.02	7
河南省	56.36	8
湖北省	55.08	9
辽宁省	53.62	10
天津市	53.56	11
福建省	51.37	12
河北省	51.33	13
广　西	50.34	14
湖南省	49.73	15
陕西省	48.29	16
江西省	48.17	17
重庆市	47.84	18
山西省	47.31	19
安徽省	45.78	20
海南省	43.95	21
黑龙江	43.67	22
吉林省	41.90	23

续表

地　区	综合得分	综合排名
云南省	41.13	24
宁 夏	40.84	25
甘肃省	40.40	26
内蒙古	40.35	27
新 疆	39.83	28
贵州省	39.51	29
西 藏	37.04	30
青海省	33.05	31

表 5-15　2016 年全国健康不平等评价指数得分及排名表

地　区	综合得分	综合排名
北京市	72.02	1
上海市	63.82	2
四川省	63.60	3
山东省	63.35	4
浙江省	62.79	5
江苏省	62.68	6
湖北省	61.20	7
河南省	60.69	8
广东省	57.92	9
湖南省	56.78	10
辽宁省	56.19	11
重庆市	55.46	12
广 西	54.06	13
陕西省	53.99	14
河北省	53.50	15
福建省	50.73	16
江西省	49.81	17
天津市	49.10	18
安徽省	48.65	19

续表

地　区	综合得分	综合排名
贵州省	47.55	20
吉林省	47.34	21
黑龙江	46.98	22
山西省	46.37	23
新　疆	46.01	24
甘肃省	45.91	25
云南省	45.84	26
内蒙古	45.15	27
宁　夏	44.80	28
海南省	44.43	29
青海省	40.68	30
西　藏	24.00	31

三、我国各省健康不平等评价指数结果分析

通过对比 2010 年和 2016 年健康不平等评价指数，从两年的综合得分和排名来看，能较好验证我国健康不平等现状和特点，能综合反映我国各省之间的健康不平等程度，对于分析健康不平等问题有较好实践意义。健康不平等评价指数的创立可以成为评价我国健康不平等的重要量化方法和评价依据，也可以为寻找区域间健康不平等差异提供分析工具。综合分析 2010 年和 2016 年健康不平等评价指数，有如下分析结果：

（一）区域间健康不平等程度存在明显差异

东部区域综合得分及排名整体高于中部，西部综合得分及排名最低。2010 年和 2016 年东部区域综合平均得分为 57.87 分，中部区域综合平均得分为 52.23 分，西部其余综合平均得分为 47.25 分，区域之间存在整体差异。北京凭借首都独有的政治、经济、文化等多方面优势在两年的综合得分和排名都名列第一，同时上海、江苏、浙江、山东等东部经济发达区域的得分和排名也都靠前，这也充分体现了经济发展和卫生资源有效配置和投入对减小

健康不平等的重要性。

（二）区域间健康不平等程度得到整体改善

从全国整体来看，对比分析两年健康不平等评价指数合得分，2010 年平均综合得分为 49.87 分，2016 年平均综合得分的 52.30 分，综合平均得分增长 2.43 分，表明全国整体的健康不平等在逐步改善，区域间的健康不平等差异也在逐渐减小，也体现了我国不断深化医疗体制改革的实践成果。

从选取的 31 省市自治区来看，2016 年健康不平等评价指数综合得分有 24 个省市自治区的得分比 2010 年得分有所提高，平均提高 4.35 分，其中提高最多的是贵州省，从 2010 年的 39.51 分提高到 2016 年的 47.55 分，整体提高 8.04 分，这与贵州这几年对健康卫生医疗领域的投入和发展密不可分的，从几个数据就可以看出：第一个是贵州 2016 年卫生医疗基础设施投入达到 147.5 亿元，比上年增长 73%，在全省范围内支持 332 个新建或改建卫生建设项目；第二个是全省获取国家支持卫生经费 141 亿元，用于开展医院远程医疗项目推广和乡镇卫生医疗人员配备等，全省近 200 个县级以上公立医院成功实现远程医疗，乡村小学全部配备校医，乡镇卫生院和社区卫生中心全部配备 2 名以上医师；第三个是全省基本实现五覆盖：全省乡镇卫生院标准化建设全覆盖、基层医疗卫生机构执业医师全覆盖、农村中小学校校医配备全覆盖、县级以上公立医院远程医疗全覆盖、城乡居民大病保险全覆盖等，这些都为贵州的健康不平等评价得分的提高提供了有力支持。

表 5–16 健康不平等评价指数得分比较表

序号	地 区	2010 年综合得分	2016 年综合得分	增减变化	三大地带分区
1	北京市	74.72	72.02	–2.70	东部
2	天津市	53.56	49.10	–4.46	东部
3	河北省	51.33	53.50	2.17	东部
4	山西省	47.31	46.37	–0.94	中部
5	内蒙古	40.35	45.15	4.80	西部
6	辽宁省	53.62	56.19	2.57	东部
7	吉林省	41.90	47.34	5.44	中部
8	黑龙江	43.67	46.98	3.31	中部

续表

序号	地　区	2010 年综合得分	2016 年综合得分	增减变化	三大地带分区
9	上海市	70.22	63.82	-6.40	东部
10	江苏省	61.88	62.68	0.80	东部
11	浙江省	61.74	62.79	1.05	东部
12	安徽省	45.78	48.65	2.87	中部
13	福建省	51.37	50.73	-0.64	东部
14	江西省	48.17	49.81	1.64	中部
15	山东省	61.19	63.35	2.16	东部
16	河南省	56.36	60.69	4.33	中部
17	湖北省	55.08	61.20	6.12	中部
18	湖南省	49.73	56.78	7.05	中部
19	广东省	58.79	57.92	-0.87	东部
20	广　西	50.34	54.06	3.72	西部
21	海南省	43.95	44.43	0.48	东部
22	重庆市	47.84	55.46	7.62	西部
23	四川省	57.02	63.60	6.58	西部
24	贵州省	39.51	47.55	8.04	西部
25	云南省	41.13	45.84	4.71	西部
26	西　藏	37.04	24.00	-13.04	西部
27	陕西省	48.29	53.99	5.70	西部
28	甘肃省	40.40	45.91	5.51	西部
29	青海省	33.05	40.68	7.63	西部
30	宁　夏	40.84	44.80	3.96	西部
31	新　疆	39.83	46.01	6.18	西部
平均得分		49.87	52.30	2.43	

第五节　本章小结

本节综合运用前几章提到的基础理论、研究方法和测量方式，对我国反健康不平等实践开展系统分析研究，通过分析研究得出如下基本结论：

（1）综合分析我国在区域、城乡、群体三个维度的差异，表面上都是表明了我国从区域、城乡、群体三个维度在健康卫生资源上的差异，直接表现出了健康不平等现象，反映出现实状况中卫生资源的配置、性别、年龄、学历、就业等方面与健康不平等的相关性，透过现象看本质，造成这些差异的本质原因有人力资本因素和非人资本因素。研究从造成健康不平等的非人力资本因素入手，选取非人力资本因素中制度设计原因，并聚焦到卫生医疗资源配置、卫生医疗筹资体系、卫生医疗制度等三个方面，开展反健康不平等研究。

（2）通过对健康卫生医疗资源配置的理论分析和实证研究，得出结论：现阶段我国存在因健康卫生资源配置结构不合理导致供需矛盾的不平等，因健康卫生医疗资源配置分配不均导致城乡差异的不平等，因健康卫生医疗资源配置分布失衡导致区域差异的不平等，同时城乡差距和区域差距的不平等趋势有所减缓。通过对健康卫生医疗筹资体系的理论分析和实证研究，得出结论：宏观层面——健康卫生医疗筹资体系结构不合理导致卫生负担的不平等，微观层面——健康卫生医疗筹资体系部分累退性导致贫富阶层的不平等。

（3）我国经过几十年的不懈努力和大胆实践，在健康卫生医疗领域取得了翻天覆地的变化，卫生医疗改革也取得了举世瞩目的成就，目前已逐步形成与我国国情基本相适应的健康卫生医疗制度，人们的健康得到显著改善，健康卫生医疗制度体系逐渐完善、全民基本医疗保险制度基本形成、国家基本医疗药物制度有效实施。同时，我国健康卫生医疗制度存在着资源配置失衡导致的不平等、供需结构矛盾导致的不平等、利益群体博弈导致的不平等等问题。这些不平等问题的形成原因，从社会学角度分析是缺乏公平正义深度延展，从经济学角度分析是缺乏卫生资源有效配置，从法学角度分析是缺乏对健康权的立法保护。

（4）通过对创建的健康不平等评价指数的实证对比分析，能较好验证我国健康不平等现状和特点，能综合反映我国各省之间的健康不平等程度，对于分析健康不平等问题有较好实践意义。健康不平等评价指数的创立可以成为评价我国健康不平等的重要量化方法和评价依据，也可以为寻找区域间健康不平等差异提供分析工具。综合分析 2010 年和 2016 年健康不平等评价指数，区域间健康不平等程度存在明显差异，东部区域综合得分及排名整体高于中部，西部综合得分及排名最低。从全国整体来看健康不平等在逐步改善，区域间的健康不平等差异也在逐渐减小，也体现了我国不断深化医疗体制改革的实践成果。

第六章　反健康不平等的政府责任研究

第一节　我国反健康不平等政府责任实践

我国在关于健康权保护方面做了许多有益的实践，本节从健康权的法律界定开始，分析国内外对健康权保护的现有成果，并分析总结我国在反健康不平等政府责任履行方面的实践成就和研究不足，为后续开展健康不平等政府责任履行指出研究发展方向。

一、健康权的法律界定

健康作为人的一种基本权利首次被提出是1946年联合国世界组织章程的序言中提到：健康是身体、心理和社会适应几个方面的平衡和谐状态，而不仅仅是没有疾病。同时序言中也提到每个人都应该不分区域、不分民族、不分宗教、不分阶层地追求完好健康状态，平等享有健康这个最基本的权利。1966年联合国在《经济、社会和文化权利国际公约》（*International Covenant on Economic*，*Social and Cultural Rights.* 简称 *ICESCR*）明确提出健康权概念，健康权作为一种基本人权被国际认定，各国也陆续开展健康权和健康平等问题的研究。我国对健康平等的法律认同是从加入与健康权相关的国际公约、条约和协议承诺开始的，《消除一切形式种族歧视国际公约》（1982年2月28日签署生效），公约中规定人人享受公共卫生、医疗照顾、社会保障及社会服务的权利，保证人人不分区域、不分民族、不分宗教、不分阶层的平等享有健康权利。于2001年3月27日签署生效的国际公约——《经济、社会和文化权利国际公约》中的第十二条要求：人人平等享有最好身体健康和心理健康的权利应该得到公约参与国的有效保护。同时我国在国内法律法规中对健康权也有相关立法保护和要求，比如宪法第二十一条中就规定国家承担发展健康卫生医疗事业的主体责任，传统医药与现代医药相结合发展，推动全国各类组织积极展开健康卫生保健宣传教育活动，完善健康卫生医疗设施，保障城乡居民健康。[①] 我国民法通则第九十八条规定公民享

① 焦洪昌．论作为基本权利的健康权［N］．中国政法大学学报，2010-01-10.

有生命健康权，另外其他一些专门性法律法规如食品卫生法、传染病防治法、药品管理法等中都对健康权有所涉及，我国现有的法律体系基本涵盖了健康权的绝大部分范围，健康权在我国得到法律确定和保护。

健康权是公民应该享有的一项基本权利，是公民正常从事工作和生活的前提条件，健康权是公平正义、立法责任、平等参与等法律理念的体现，其保障机制是促进健康不平等的基础，国家政府部门作为健康权保护的责任主体，需要创造环境和条件最大限度使全体公民拥有健康，公民健康权的实现依赖政府责任的履行。健康权的立法保护是实现健康权的重要因素之一，也是公民健康权被有效实现的关键因素①。健康权作为一项基本人权，是其他权利实现的基础，正如基姆在《探索一个公正世界秩序》中所说："健康是仅次于人的自然生存的世界性质的最基本的人类需求，没有健康，人将丧失人作为人最完整的大部分特性。没有健康，人就不能发展为或称为更充分的人。没有健康，生命则失去意义和价值，其他权利成为一句空话。"②

二、我国政府履行健康权义务的实践

（一）实践取得的成就

1. 立法措施不断加强，健康权保护的法律体系不断完善

对健康权进行立法是承担健康权义务的重要举措，我国政府积极参加并批准国际上关于健康权的国际公约或条约，同时为了切实保障健康权，我国也不断完善关于健康权的国内立法，除了宪法、民法、刑法等基本法中的有关健康权规定，我国政府还专门制定了《传染疾病防治法》《药品管理法》等十几部关于健康卫生医疗方面的立法，还有《医疗机构管理条例》《突发公共卫生事件应急条例》等 30 多部行政法规和近 200 多件部门规章及 1300 多项卫生医疗相关法规。

---

① Bright C.A.Toebes.Toward an improved understanding of the international human right to health [M], Human Rights Quarterly 21, 1999: 661.

② Richard Falk Samuel S.Kim .Toward a just world order [M] .west press 1982: 290.

2. 卫生医疗资源不断增加，卫生服务能力和服务体系逐步健全

2016 年我国健康卫生医疗机构总数已经累计达到 983394 个，其中：医院 29140 个，比 2015 年增加 1553 个；基层卫生机构 926518 个，比 2015 年增加 5478 个；专业公共卫生机构 24866 个，比 2015 年减少 7061 个。健康卫生医疗机构床位达到 741 万张，其中：医院 568.9 万张，占比达到 77%，比 2015 年增加 39.5 万张；基层卫生机构 144.2 万张，占比 19.5%，比 2015 年增加 2.8 万张；医院中，公立医院床位占 78.3%，民营医院床位占 21.7%。同时反映床位数拥有平均水平的指标：每千人口健康卫生医疗机构床位数，2016 年达到 5.37 张，比 2015 年增长 5.05%。

3. 基本医疗保险体系建设不断完善，公众医疗保障水平不断提高

我国已建成城镇职工基本医疗保险、城镇居民基本医疗保险、新型农村合作医疗和城乡医疗救助的四位一体的基本医疗保障体系，这个基本医疗保障体系基本已经覆盖我国全部城乡居民，覆盖范围和覆盖数量在世界上都属罕见成就，公众医疗保障水平也在随着我国社会发展和经济增长的进程不断改善和提高。

4. 有效控制重大疾病发生，公众健康水平不断改善

通过政府的不断努力，反映一国健康水平的三大指标较新中国成立之初有了大幅提高，全国性重大疾病发生率已经控制在很低水平，根据目前公布的相关数据看，我国婴儿死亡率 2016 年降低到 7.5‰，比 1981 年的 34.7‰ 下降 27.2‰；人均预期寿命 2016 年达到 76.5 岁，比 1981 年的 67.9 岁提高了 8.6 岁，孕产妇死亡率 2016 年降低到 19.9 / 10 万，比 1990 年的 88.9 / 10 万下降到 69 / 10 万，婴儿死亡率和孕妇死亡率大幅下降，人均预期寿命增长明显，健康水平指标得到显著改善。

（二）实践存在的不足

1. 卫生资源的可及性未得到充分保障

我国卫生资源总量和质量不断提高，但卫生资源的配置却出现城乡差异和地区不均，这些卫生资源主要分布在城市和经济发达区域，部分地区的居民，尤其是低收入阶层和农民无法获得保持基本健康状态所需的卫生资源，或者为了获得这些卫生资源必须以放弃部分其他经济社会权利为代价，卫生资源的可及性未得到充分保障。

2. 公平与非歧视未得到很好实现

在公平和不歧视原则下，政府应该特别关注弱势群体和不利群体，确保这些群体能够实际有效获得保障健康所需的基本物资、商品和服务，但在我国实际情况中，一些弱势群体健康权并没有切实得到保障，在全国范围内出现了人群不平等和区域不平等现象，公平与非歧视未得到很好实现。

3. 公众对健康事务的参与权未获得必要实现

健康权得以有效实现的一个重要权利是公众参与权，全体公民应该能在社区、国家和国际上参与卫生方面的决策，我国在健康权实践中并没有很好做到全民参与，主要是没有建立健全参与的制度，许多重大健康卫生医疗改革没有广泛征求公众意见，部分参与信息也没有对公众公开，信息缺乏公正透明，公众对健康事务的参与权未获得必要实现。

4. 国家履行义务缺乏有效监督和问责

健康权促生的一个重要要求是，需要建立通达、透明和有效的监督问责机制，包括司法、行政和政治等多种形式，但在我国这方面的监督问责机制还有待完善加强，正是由于监督问责不力，在现实中不断出现产生重大公共卫生安全事件的丑闻，如三鹿毒奶粉事件、双汇瘦肉精事件、山西问题疫苗致死案件等，国家履行义务缺乏有效监督和问责。

三、反健康不平等的政府责任研究的不足

我国在反健康不平等问题的法律研究方面虽然起步较晚，但通过几十年的摸索和实践也基本建立了一套符合我国国情的保护健康权的法律体系。总体来看，国内对健康权的政府责任研究有了一个良好开端，许多学者开始结合我国国情开展深入研究，这些都为开展健康权的政府责任承担研究提供了很好的方向，但同时也有一些问题需要深入研究和解决，比如健康权的基本权利地位大都通过列举国际公约中的一些条款来加以论证，而缺乏本国立法实践，这样导致政府在承担和履行保护健康权实现的国家责任方面法律依据不足，同时在主体责任的原则性义务和具体性义务等问题的层次性上定位不明，需要后续加强完善。目前，相关研究多是从国际公约角度分析健康权保

护的政府责任，缺乏结合我国国情的深入分析和实证研究。此外在政府应该承担责任的具体性、承担义务的层次性等问题的研究上，普遍采用国家义务三分模式：尊重、保护和实现，但这些研究缺乏具体性，没有展开国家在健康权保护上应该承担哪些责任义务，尊敬、保护和实现义务分别针对国家哪些具体性作为。本章就从我国反健康不平等政府责任研究不足入手，梳理我国现有的各项法律法规，结合我国政府履行健康权实践中的成就与不足，将我国政府在健康权的保护和反健康不平等的实践中承担的责任主要分为原则性责任和具体性责任两大类，后续也从这两个方面开展分析研究。

第二节　反健康不平等中政府原则性责任

一、体现健康平等的保障义务

平等的概念在基本人权实现中是一种贯彻始终的法律精神，它是从各项权利义务中抽象出来同时又被各项权利义务涵盖其中①，反健康不平等实际就是要使作为基本权利的健康权在社会生活中被平等对待，政府应该对健康权的实现和保障履行应尽的职责。我国对健康平等的法律认同是从加入与健康权相关的国际公约、条约和协议承诺开始的。我国 1982 年 2 月 28 日签署生效的《消除一切形式种族歧视国际公约》公约中规定：人人享受公共卫生、医疗照顾、社会保障及社会服务的权利，保证人人不分区域、不分民族、不分宗教、不分阶层的平等享有健康权利。2001 年 3 月 27 日签署生效的国际公约《经济、社会和文化权利国际公约》中的第十二条要求：人人平等享有最好身体健康和心理健康的权利应该得到公约参与国的有效保护。我国在现有法律中对健康平等的平等保障问题没有专门解释，我国在体现健康平等的保障义务中政府责任也是从国际各种相关公约、条约和协议承诺中找寻政府应该承担的原则性责任。

① 张千帆 . 宪法学［M］. 北京：法律出版社，2004：245.

（一）保障卫生资源配置的平等

政府作为国家的管理机构，在面对健康平等问题上就应该从卫生资源配置着手，在健康卫生医疗资源配置上讲求平等，使得公民都能平等享有健康卫生医疗资源、服务及各种卫生基础设施。《经济、社会和文化权利国际公约》对保障卫生资源配置平等方面就做了多方面阐述，国际经济、社会和文化权利委员会作为公约监督机构，有权在世界范围内指出并监督纠正公约缔约国出现的健康不平等现象，比如指出英国对待公民卫生资源、服务方面有不平等现象，明确提出问题所在并监督解决；还有比如指出巴西存在不同肤色群体的预期寿命有明显差距，要求政府应该对该差距予以必要的关注，降低这种寿命差距。同时委员会也对加拿大的残疾人、低收入妇女、单亲妈妈、土著人等群里贫困水平普遍较高问题进行了指出，并要求政府加强社会援助，帮助这些群体转移区域改善生活卫生条件。因此借鉴国际经验来看，对于政府保障卫生资源配置平等和履行健康权保障义务上就应该从制度上入手，通过科学有效的制度设计来保障卫生资源配置的平等。

（二）对弱势群体的差异化保障

健康平等并不是意味着对所有人采用一样的标准和待遇，因为人群之间存在差异，对于同类人群坚持同样标准和待遇，坚持健康权平等享有，但对于一些弱势群体就需要采用差异化保障策略，比如妇女、儿童、老人、残疾人等。

1. 对妇女健康权的保障

正如《经济、社会和文化权利公约》1966 年 12 月 16 日第 21 届联合国委员大会通过公约，于 1976 年 1 月 3 日生效。1997 年 10 月 27 日，我国正式签署《公约》，在其中《第十四号一般性意见》第二十段指出：缔约国要重视性别差异，在各项卫生政策和研究中充分考虑性别因素，性别差异导致的生理和社会差异会对妇女健康产生重要影响。

将相关卫生数据与社会经济数据按照性别差异进行分类比较，对于分析研究因性别引起的健康不平等问题十分重要[①]。从性别角度分析健康权的平等问题，是对妇女健康权的一种尊重，因为性别差异导致男女在健康的多个方

① 邓海娟．论公民健康权的平等保障［J］．学理论，2012.

面的不同：比如身体状况的不同、风险承担的不同、行为导向的不同、服务利用的不同等，比如男女由于社会分工不同，比较典型的是男性更多承担如建筑、地下作业等体力劳动，因此将面临更多外部健康风险，而女性在家庭责任方面更多承担做饭照顾孩子等角色，因此更容易引起因经常吸油烟而引起的呼吸健康问题，因此在体现健康权的保护中应该突出性别差异，对妇女健康权实施应有的保障。另外正是由于存在这种差异，政府在保护妇女健康权平等方面要禁止性别歧视，国际法规如经济、社会和文化权利委员会在其《第十四号一般性意见》中规定：缔约国要消除歧视妇女现象，将促进保护妇女健康权作为一项国家战略来实施，要以保护妇女健康安全、减少妇女健康危险、降低孕妇死亡率等为目标积极开展有效行动。

2. 对儿童健康权的保障

儿童作为一个特殊群体，由于生理和心理都没有健全，在健康权方面就尤其需要特殊保障。《儿童权利公约》（Convention on the Rights of the Child，我国 1990 年 8 月 29 日签署该公约，截止到 2015 年缔约国有 196 个，该公约旨在为世界各国儿童创造良好的成长环境）是目前国际上关于儿童健康权保护比较全面的法律公约文件，其中对于儿童健康权也进行了详细约定，《儿童权利公约》二十四条规定：公约参与国要重视儿童健康权保护，要通过有效措施保障儿童平等享有健康卫生医疗设施，要保证儿童的健康平等权利充分享有，要采取必要措施降低婴幼儿死亡率，消除儿童疾病和营养不良现象，确保母婴得到适当的产前和产后保健等。

3. 对老人健康权的保障

随着年岁的增长，因体力下降和身体机能衰退，老人在日常工作生活中会遇到歧视和轻视的情况，虐待老人现象在社会中时有发生，老人健康权保障问题也越来越受到大家的关注和重视。《经济、社会和文化权利公约》中《第十四号一般性意见》中专门对老年人健康权进行了阐述，要求对老年人定期进行身体检查，重点关注患病老人健康，减轻缓解老人身体、心理痛苦，让老人拥有必要的生活能力和活动能力。同时公约还要求参与国充分保护老年人健康权利，对老年人健康主动采用预报、保健、疗养等相结合方式，积极宣传引导老人科学健康生活方式，

4. 对残疾人健康权的保障

由于先天原因或后天事故造成了残疾人就在我们身边存在，有的是身体

残疾，有的是智力残疾，由于这些残疾造成了他们在平等享有健康权方面存在障碍，因此，政府在保障残疾人健康权方面应该尽到责任。1966 年《联合国残疾人公约》(公约于 2006 年 12 月 13 日由联合国大会通过，并于 2007 年 3 月 30 日开放供签字。《公约》有 146 个签字国，有 90 个缔约国批准了《公约》，公约标志着人们对待残疾人的态度和方法的“示范性转变”)其宗旨是尊重残疾人，保障残疾人平等享有全部人权，包括健康权。参与国要消除残疾人可能受到的任何被歧视行为，对残疾人开展必要的平等保护。公约还确定了残疾人健康权的普遍保护，参与国应当采取一切适当措施，确保残疾人获得平等的健康卫生医疗服务，禁止歧视。

二、保持健康平等的参与义务

全民参与是保持健康平等的一个重要基本原则，国家应该通过制度保证全民参与的权利，通过民主公开的参与程序保障人人享有平等的健康权利。从本质上分析全民参与主要有以下两个重要作用：第一是促进政府优先权问题选择上的公平正义。健康卫生医疗资源作为一种有限资源，政府在合理有效利用和配置上同样面临优先权等问题，政府应该如何选择才能满足人人享有健康权，在现实中存在着种种两难境界。因此如何将有限的资源有效配置到合适的地方就是政府需要解决的一个问题，解决这个问题政府需要在程序上保证全民参与的权利，只有全民参与，充分表达自身的利益需求，政府才能更好在全面参与的基础上做到资源配置的优先性和合理性，资源优化的配置也是各种利益相互博弈、协调、平衡后的必然结果。联合国在 2006 年的《人人充分享有能达到的最高标准身心健康权利》中就提到：公民平等享有参与健康卫生政策的制定过程的权利，政府应该保护其知情权，公民的合法参与也是充分享有能达到的最高标准身心健康权利的一种表现。政府在制定出台相关健康卫生方面政策时应该充分考虑相关公民的切身感受，让他们通过合法渠道和多种方式参与卫生政策前期的设计、讨论、论证过程，以制定符合更多公民切身健康权利的卫生政策和措施[①]。第二是监督政府承担和履行健康平等责任。政府作为责任主体在健康资源配置和卫生政策制定方面享有

① 联合国．人人充分享有能达到的最高标准身心健康权利 [Z]A/61/338 第 61 2006.

主动权利，但要保证政府在制定和执行政策过程中保持公平平等，就需要全民参与，全民作为一个主体可以对政府健康权保障的义务实行监督，正当的民主参与可以帮助政府看到问题和解决问题，帮助政府了解公众意愿，协调政府与公众选择之间的矛盾。全民参与就自然成为监督政府主体责任履行的机制保障，也成为保持健康平等的一个重要原则。

全民参与的内容主要包含参与主体、参与方式和参与目标等几个方面。首先是参与主体。健康平等涉及各个方面和领域，其参与主体也是多元化的，作为公民的个人是主要的参与主体，政府作为责任主体也参与其中，也有作为公共领域的一些非政府组织和机构，也有与健康医疗相关的经济商业机构，还有从事健康医疗事务的一些社会团体，这些多元化的成员构成了全民参与保持健康平等参与义务的组成，虽然各个参与主体因为自身的身份、地位、需求、动机等多种因素不同而导致的参与程度不同，但在原则上保证全面参与是保持健康平等的一个基本原则。其次是参与方式。现代社会的民主参与随着时代的发展和网络的不断普及，参与程度很高，参与方式也是多种多样，包括民意调查、听证会、网络投票、微信公众号、市民热线、专题会议、专题论坛等，政府在制定相关健康政策时要坚持多元化的全民参与，才可以兼顾大家公平，保障全民参与。再次是参与目标。因参与主体的不同，各个主体参与目标也不一样。比如公民个人参与健康平等的过程是希望通过参与获取更多合理健康资源的目的，一些经济商业机构参与是希望通过参与了解政府健康卫生医疗政策实施相关经济产业以获取更大经济效益，一些非政府组织机构参与是希望通过参与获取政府更多健康卫生医疗方面的支持和帮助，总之各参与主体都有自身的利益诉求，政府在这个过程就应该把握和平衡好各方利益关系，保证健康平等，保证人人享有健康权的基本目标。

第三节　反健康不平等中政府具体性责任

政府层面应承担公民基本权利的责任义务主要分为三个方面，第一是尊重的义务，第二是保护的义务，第三是实现的义务。健康权作为公民的一项重要基本权利，政府在承担应尽的具体性责任时就借鉴这个分析框架，从尊重、保护、实现三方面开展反健康不平等中的政府具体性责任研究。

一、政府承担的尊重义务

尊重义务指的是政府要通过法律法规或相关政策尊重公民健康权利，政府要做到限制阻碍或干扰公民享有健康权的能力的行动。作为一种政府应该承担的具体性义务，尊重义务可以概括为国家行动、政策或者法律违背了公民健康权，减少公民享有健康权的机会，比如增加身体伤害、不必要的疾病和过早死亡的可能性等。结合国际上各国履行尊重义务的实践，总体概括有以下几类违反情况：第一是政府出于各种政治目的或政治惩罚，对卫生医疗服务采取阻碍措施，比如违反战乱中医疗中立原则，阻止给伤员提供卫生医疗服务。第二是故意延迟提供或歪曲有关健康保护或治疗的重要信息。第三是鼓励吸烟、酒精和其他有害物质的消费。第四是政府利用药品去施以酷刑、身体和心理的虐待和死亡的政策及行动。第五是法律或事实上的歧视，如禁止一些个体得到医疗服务、医疗资源或不平等的分配医疗资源。不妨碍健康权的实现是国家履行尊重义务的首要要求，这种义务是一种不作为义务，只需要不使用任何措施妨碍健康权，该义务的实现不受体制、经济、资源等因素的影响，随时随地都可以实现并生效。

二、政府承担的保护义务

保护义务指的是政府为努力减少公民健康风险而采取的一些必要措施，用以保护公民的健康权不受外界侵害。政府在实施国家管理时虽然不对一些非政府组织的行为承担责任，但政府有责任采取措施规范这些非政府组织行为，确保公民健康权利不被非政府组织的行为伤害。通常政府违反保护义务的表现形式主要体现为不作为，比如未能保护工人的健康权免于雇主行为的伤害；未能保护消费者的健康免于药品或食品制造商行为的伤害；未能保护妇女免于暴力伤害或起诉施暴的人；未能确保卫生部门的私有化对保健设施、物品和服务的充分性、可及性、可接受性；未能对环境进行必要充分的保护而引起公民健康状况的下降；未能对暴力犯罪的工具如枪支进行必要管制；未能对香烟、酒精和毒品的生产、销售和消费进行必要的阻止；未能阻止继续遵循有害的传统医学或文化习俗而影响个人健康等。保护公民健康权不受他人伤害是国家履行保护义务的首要要求，这种义务是一种积极作为义务，需要国家通过相关立法部门制定法律法规主动保护公民健康权。

三、政府承担的实现义务

实现义务是指国家政府对于健康权的保护和实现，都应该积极通过各种必要有效手段加以保护，义务本身要求政府通过立法、司法、执法、监督等手段确保公民所有健康权利的平等享有和实现。综合国内外各项关于政府承担的实现义务成果，应该将实现义务的保护重点通过具体作为或不作为的法律法规进行明示，可以通过以下几个方面的违反表现进行衡量评判：政府没有建立健全有效的法律法规体系来确定健康权的重要地位，没有通过足够的立法对健康权的实现进行立法保护；国家范围内存在不同区域、不同群体，不能平等享有卫生医疗资源和卫生医疗服务的健康不平等问题，尤其是残疾、妇女、儿童、老人等弱势群体；没有采取措施减少卫生设施商品和服务分配不公平的现象；没有有效降低婴儿和产妇死亡率等重要健康指标等。实现公民健康权平等享有是国家履行实现义务的首要要求，这种义务也是一种积极作为义务，需要政府投入与社会和经济发展相适应的人力物力财力，不断完善健康卫生医疗基础设施和相关医疗设备，优化资源配置，通过国家卫生费用的投入为公民营造良好的健康环境，最大限度保护和实现公民健康权。

第四节　本章小结

健康权是公民应该享有的一项基本权利，是公民正常从事工作和生活的前提条件，健康权是公平正义、立法责任、平等参与等法律理念的体现，其保障机制是造成健康不平等的基础，国家政府部门作为健康权保护的责任主体，需要创造环境和条件最大限度使全体公民拥有健康，公民健康权的实现依赖政府责任的履行。本章就从健康权法律界定入手，总结分析我国政府在履行健康权义务的实践中的成就和不足，同时着眼国内外关于反健康不平等的政府责任研究成果，分析提炼这些研究成果中的不足，比如健康权的基本权利地位大都通过列举国际公约中的一些条款来加以论证，而缺乏本国立法实践，这样导致健康权实现中政府责任承担的立法依据不足，同时在主体责任的原则性义务和具体性义务等问题的层次性上定位不明，需要后续加强完善等。本章后续分析就从我国反健康不平等政府责任研究的不足入手，将我国政府在健康权的保护和反健康不平等的实践中承担的责任主要分为原则性责任和具体性责任两大类，政府需要承担的原则性责任主要包括履行体现健康平等的保障义务，突出保障卫生资源配置的平等和对弱势群体的差异化保障，还有就是保持健康平等的参与义务。政府需要承担的具体性责任主要从尊重、保护、实现三方面履行政府义务。不妨碍健康权的实现是国家履行尊重义务的首要要求，这种义务是一种不作为义务，只需要不使用任何措施妨碍健康权，该义务的实现不受体制、经济、资源等因素的影响，随时随地都可以实现并生效。保护公民健康权不受他人伤害是国家履行保护义务的首要要求，这种义务是一种积极作为义务，需要国家通过相关立法部门制定法律法规主动保护公民健康权，该义务虽不能马上实现但具备即时履行的效力。实现公民健康权平等享有是国家履行实现义务的首要要求，这种义务也是一种积极作为义务，需要政府根据与社会和经济发展相适应的投入人力物力财力，不断完善健康卫生医疗基础设施和相关医疗设备，优化资源配置，通过国家卫生费用的投入为公民营造良好的健康环境，最大限度保护和实现公民健康权，该义务也是虽不能马上实现但具备即时履行的效力。

第七章　国际反健康不平等实践及启示

第一节　发达国家反健康不平等实践及启示

发达国家是指那些已经实现工业化，且社会生产力发展水平较高的国家，集中分布在欧洲、北美洲及东北亚，主要包括美国、英国、德国、日本等国，这些发达国家收入水平较高，保障体系健全，在健康卫生医疗领域改革和反健康不平等有许多宝贵的实践经验。同时由于不同的国家、不同的社会体制、不同的经济发展状况等差异，发达国家也采用了不同的健康卫生医疗体制来保障全民健康和消除健康不平等问题，综合来看可以分为三大类：第一类是国家健康医疗保障模式，国家主导，国家以低收费或不收费的方式为全体国民提供医疗保障，政府通过财政拨款承担医疗费用，以英国、加拿大等国为主要代表；第二类是商业健康医疗保障模式，市场主导，按照市场化运作模式由国民自由选择商业保险等保障，以美国为主要代表；第三类是社会健康医疗保障模式，社会主导，国家通过立法强制实施，政府不直接参与，主要由第三方医疗保险机构实施保障，以德国、日本等国为主要代表。

一、英国反健康不平等实践

（一）英国健康卫生医疗模式概况

英国是采用全民免费医疗的国家福利类型的典型西方发达国家，是世界上最为典型、保障覆盖面最广的医疗卫生保障体系。英国政府直接参与医疗服务的建设提供，基本免费医疗服务覆盖全国。英国健康卫生医疗保障体系主要由公共医疗保障体系和私营医疗保障体系组成，以公共医疗保障体系为主，其他为辅。英国公立医疗保障体系全部由国家主导，成立国家卫生服务体制（National Health System，简称 NHS），该制度基本涵盖了英国 99% 以上的民众医疗服务需求，NHS 体系分为三级：第一是初级卫生保健，主要通过政府购买服务的形式，由全科医师负责对周边民众提供基本医疗服务；第二是二级医疗服务，该服务保障由医院负责提供；第三是三级医疗服务，主要负责疑难杂症的专家医疗服务。整个体系呈金字塔形状，能很好地对就诊病人进行分级治疗，缓解就医压力。

（二）英国反健康不平等实践

被誉为世界上最好的健康医疗保障体系之一的英国国家卫生医疗服务体制（NHS），在保障国民健康方面取得了很多较好实践成果，早在20世纪40年代，英国就建立了全民免费医疗体系，政府立法通过《国家卫生法》保障国民的免费健康医疗服务，整个医疗服务保障体系运转有序。政府在实践中也不断进行改革创新，比如1990年通过进行内部市场机制改革，将医疗服务和医药分开，实行政府购买医疗服务等方式，同时建立现代化医院管理体系，完善医院绩效考核制度、星级评定制度、成本收益评估制度、专家科学团队制度等，依托大学和医院建立十几个评估中心和两千多名医疗专家队伍。国家卫生医疗服务体制（NHS）是国家医疗服务的保障，该体制有很多优点，在医疗资源合理配置上，英国医疗服务体系运转顺畅，病人从初级、二级再到三级分级就医和转诊。初级医疗服务主要是社区医疗，通过社区全科医生给民众提供医疗服务，政府再通过购买服务的方式向全科医生支付医疗服务费用，并通过合同方式从医疗服务内容、范围、质量、效果等多方面加以约束管理。民众从初级到二级转诊必须取得初级社区医疗的全科医生的转诊单，二级医院是政府综合考虑区域面积和人口规模设立的，初级转诊的病人通过在二级医院再次进行分流，那些更复杂的疑难杂症就会转送到三级专科医院治疗[①]。这个三级服务体系很好地实现患者的分流，社区全科医生就成为服务的体系的守门人，患者逐级转诊，能较好地利用各级医疗资源和发挥各级医疗特点。同时国家卫生医疗服务体制（NHS）基本实现了英国国民人人享有初级卫生保健，覆盖面广，而且基本免费，医疗的公平性得以较好地实现。该制度对于突发重大医疗事件和全国性传染疾病等都能有较快的应急反应速度，能针对突发问题快速调集各种资源进行应急处理，防止事件恶劣效果的扩散，最大限度维护社会稳定和国民安全。国家卫生医疗服务体制（NHS）在具备众多优点的同时也存在一些问题，比如庞大的运转体系和免

① 吴宁．英国NHS医疗模式及对我国医改的启示［J］．医院领导决策参考，2011（1）：42—43.

费医疗使得政府财政吃紧，医保基金进一步透支隐患扩大，同时公共部门的医疗人员工作缺乏积极性，工作效率需要进一步提高[①]。

二、美国反健康不平等实践

（一）美国健康卫生医疗模式概况

美国是推行市场化运营的商业保险制度的比较典型的发达国家，政府推行的健康卫生医疗保障体系是以私立医疗保险保障为主，政府提供的社会医疗保险保障为辅助补充。美国政府不直接参与医疗服务的建设提供，主要由民间保险组织负责连接医生、医院和消费者。美国的卫生医疗保险保障体系主要包括三个部分：第一部分是政府主导成立的非营利性医疗保险公司，比如 1929 年成立的美国蓝十字公司和 1930 年成立的美国蓝盾公司；第二个部分是由市场自主运营成立的民间商业保险公司，目前有 1800 多家；第三个部分是国内成立的健康保障的非政府组织。

（二）美国反健康不平等实践

美国作为世界第一大经济体，在健康医疗领域采用的是典型市场化保障模式，美国的医疗机构也主要有公立医院和私立医院组成，其中公立占到三成，而私立医疗能占到七成，这其中又分为营利性私立医院和非营利性私立医院两类，前者占全部医院比重到 15%，后者占到 55%，由一些非政府组织、大学、社会团体组建。美国的医院与医生之间相对独立，医生一般不在医院就职，而是通过自己的私人诊所提供医疗服务，医生的收费项目也在医疗费用支付体系中有明确规定，其收入与医院是分离的，医生和医院之间可以相互双向选择。美国政府在这种以市场化主导的医疗卫生领域也积极发挥行政管理职能，政府主要承担疾病预防、药品安全等方面的管理监督，主要管理部门为疾病控制中心和药品管理局。政府也在民营资本不愿意投资的专科领域建立公立医院，弥补因市场大带来的医疗不平等的社会问题[②]。美国实施的市场化医疗体制通过供需双方的市场博弈，满足了不同群体的不同医疗

① 李玲 .NHS 对中国的启示［J］. 观点，2012，2（17）：8—9.

② 寇登科 . 美国新医改对我国的启示［J］. 工会博览，2011（7）：378—379.

需求，市场化医疗服务有较高质量保障，同时市场化也会更大程度驱动医疗卫生领域的技术创新和药物创新，推动整体医疗领域更快发展，但这种体制也存在很多问题：首先是市场遵循经济效益原则，由市场主导的医疗领域，医院、医生、保险公司必然会嫌贫爱富，对贫困等弱势群体采取歧视等不平等对待，影响医疗的公平性和对健康权的保护。其次是市场化的医疗服务会驱使医院、医生在医疗过程中以经济效益为驱动，在信息不对称的医疗领域就会存在医生诱导需求的现象。最后，市场化保险制度会使得许多低收入、弱势群体无法参加，健康权无法得到保障，遮掩也会致使政府对于这些没有商业保险的群体承担更多的费用来加以保障。

三、德国反健康不平等实践

（一）德国健康卫生医疗模式概况

德国是实行社会医疗保障模式的典型西方发达国家之一，也是第一个建立社会保障保险制度国家之一。德国是采取法定参加社会保险，政府和社会共同承担卫生医疗保障，同时政府负责政策制定和行业监督，而不参与经营，由区域保险组织负责。德国社会医疗保险保障体系主要分为法定医疗保险和私人医疗保险，前者主要针对雇员、退休、事业、学生等群体，涵盖绝大部分民众，后者主要针对公务人员、军人及高收入人群。

（二）德国反健康不平等实践

德国是奉行社会市场经济的老牌西方国家，政府重视对社会基本福利的保护，在追求社会公平正义，保障社会弱势群体方面有着自己的宗旨和原则。德国的健康医疗体系在制度上表现完备、在法制保护上立法健全、在医疗保障上互济共助，一直坚持富人帮穷人、高收入帮低收入、社会互济、团结共助、彰显公平的原则。德国在医疗领域的反健康不平等实践可以从以下几个方面表现：德国在医疗服务体系明确医药分开，实行不定点医疗制度，全国民众可以任意选择医院看病就诊，也可以任意选择药店拿药，这样有效将医疗和医药分开，很好地约束医生在看病过程中因利益驱动而引起的不当行为，与此同时，药品在德国不是完全自由交易的，病人买药需要出具医生开具的处方才可以。另外德国的转诊制度和渠道十分顺利畅通，因为门诊和住院也是分离，病人住院需要门诊的转诊单，缺乏必备转诊手续保险机构不予报销相关费用。医生的职业在德国有较高的社会地位，医生从业者也十分珍惜自身职业生涯和医疗名声，因此在就诊过程中都十分认真严谨，对病人的态度也十分友善。卫生医疗领域有各种严格的医疗质量要求、安全要求、卫生标准等，这些也都是对医生从业的一种职业约束。德国目前医院中，公立医院占到四成多，私立医院占比二十多，同时还有教会医院占到二十多，床位数也分布均匀，正是由于顺畅的转诊制度保障，没有出现小病都去大医院看到问题，一般疾病在基层医院基本都能达到解决。与中国医院的非营利性相比，德国医院主要收入来源政府财政和保险公司，而不是像中国医院需要依靠自身的医疗服务收入来维持收支平衡，这样德国医院就能真正实现非营利性的定位。德国的社会医疗保险具有强制性，政府制定了完备的法律规章赋予社会保险的法定强制性，要求全国民众高收入群体可以不参加社会医疗保险，自主选择，而其他民众都要参加社会医疗保险，未成年子女享受父母同等保障。德国有完备保险体系，全国社会医疗保险覆盖率达到 90% 以上，剩下部分基本也由私人医疗保险覆盖，全国基本做到了全覆盖，同时在保险种类方面也针对不同阶段对应不同保险，比如前期预防、早起就诊、中期治疗、后期康复等，还有疾病津贴、丧葬补贴、生育优惠待遇等①。

四、日本反健康不平等实践

（一）日本健康卫生医疗模式概况

日本是实行社会医疗保障模式的发达国家，其医疗体制、医疗水平、医疗服务、医疗保障等方面在全世界范围内都有良好口碑。日本也是采用法定强制参与社会保险，其健康卫生医疗保险保障体系主要分为三个：第一个是国民健康保险，主要覆盖学农民、自由职业者等群体；第二个是雇员健康保险，主要覆盖公司雇员及家属；第三个是特殊行业健康保险，主要覆盖公务员、教师等群体。同时为应对老年化问题，还专门设立了老人介护保健制

① 周毅．德国医疗保障制度改革经验及启示［J］．学习与探索，2012（02）：111—112.

度，针对 70 岁以上老人，政府承担部分费用①。

（二）日本反健康不平等实践

日本是世界上最长寿的国家之一，这与国家健康卫生医疗保障体系完善的医疗服务能力和运行效率是密不可分的。日本是强制实施全民医疗保险的国家，分析归纳日本的反健康不平等实践主要有以下几个方面：第一方面是保障全部民众都有健康保险覆盖。日本已经建立完备的健康卫生医疗保险保障体系，通过多种方式并存保险计划让全部民众都能得到较为完备的健康医疗保障。日本的国民健康保险是法定强制的，政府要求日本民众强制加入国家健康保险，按照要求缴纳一定比率保费，获得健康保险证，在得病就医时使用健康保险证，自费承担 30% 医疗费用，剩余 70% 由政府和医院承担。日本医院、诊所遍及全国，民众可以持保险证自由选择任何一家看病。另外日本保险结构设计复杂，国民健康保险与职工医疗保险保障比率不一样，国民健康保险具有国家福利性质，针对不同群体可以采用少缴、免缴保费方式。第二方面是约束医生看病行为。在日本，除去急诊外，一般就医看病都采用电话预约，看病是采用先看病后付费的模式，同时医院和医药是独立运行，患者拿着医生开的药单去药店抓药，医生的各种看病开药等行为受到医院、药店、保险机构的多种监督。第三方面是齐全的健康保险类别和险种。日本保险种类很多，体系健全，针对不同人群有多种保险保障计划，投保者不仅可以为自己投保，还可以为他人投保，可以享受医疗费用的报销，同时也可以获得各类健康医疗补贴，保险缴费可以固定金额、固定比率，也可以浮动比率，灵活多样。另外日本的保险的补充形式很多，政府鼓励各个社会群体组织建立卫生医疗基金，比如农村地区实施的农民互助补充保险。

五、发达国家反健康不平等实践的分析与比较

通过上述对英国、美国、德国、日本几个国家的健康卫生医疗模式和反健康不平等实践的介绍和梳理可以看出，目前发达国家的健康卫生医疗模式各有千秋，在保障本国国民健康和消除不平等问题上都发挥了重要作用，综

① 吕学静．日本医疗体制概览［J］．中国社会保障，20074（01）：53—55.

合分析各国反健康不平等实践经验教训，可以归纳出如下几点特征：

（一）健康卫生医疗保障体制成为国家基本制度和反健康不平等实践的主要组成

在世界卫生组织190多个成员国中，全部高收入的发达国家（美国除外）、60%中高收入发展中国家、40%中低收入发展中国家和15%的低收入发展落后国家，共计近100个国家都基本建立全民覆盖的健康卫生医疗保障体制，完善有效的健康卫生医疗保障体制在保护国民健康和实现国民健康权平等方面发挥了巨大作用，各国政府都在实践中不断改革和完善。

（二）充分发挥政府主导作用，兼顾效率与公平

健康的平等享有是衡量一个国家社会公平正义的重要标志，健康不仅关系到个人的生命安全和生活质量，同时也关系着国家的发展进步，没有平等的健康权就丧失了其他权利实现的基础，因此发达国家都将维护健康平等放在首要地位，同时兼顾健康卫生医疗服务效率，优化资源配置，科学调度分配优先卫生资源，防止资源浪费。政府在其间都发挥重要的主导作用，坚持政府和市场相结合机制，政府在基本制度设计、资源配置、筹资体系、服务组织和市场监管方面都承担主体责任。

（三）健康卫生医疗服务体系日趋完善

发达国家实践表明首先要加强公共卫生服务体系建设，将卫生资金重点向健康卫生保健和预防上投入，引导国民注重健康保护和疾病预防。其次是大力发展基层卫生服务和专科医院服务，在基层医院和专科医院建立完善畅通的双向转诊制度，有效引导病人就医，节省卫生医疗资源。再次是加强社区医院的建设和普及，实现大众就医的可及性和便利性，实现公民享受健康卫生服务的平等性。最后是实行公立私立医院并举，积极引导社会资金进入健康卫生医疗领域，鼓励公立医院和私立医院的良性竞争和有序合作，满足社会各种阶层的医疗服务需求。

（四）规范健康卫生医疗体制建设，强化立法保护

健康权是公民的一项基本权利，许多发达国家都在宪法中明确规定公

民的基本健康权利，明确政府在保护公民健康权平等上应该承担的责任，英国 1946 年《国际卫生服务法》、德国 1883 年《法定疾病基金法》、加拿大 1984 年《卫生法》等都将建立规范完善和覆盖全民的健康卫生医疗体制通过国家立法的形式加以保护，同时规范约束政府相关职能部门的行政权力，要求在法律赋予的职权范围内开展监督管理工作。

（五）整合医疗服务和医疗保障体系，提高医疗服务质量和效率

发达国家中不论是市场主导型的美国医疗卫生制度，还是政府主导型的英国医疗卫生制度，医疗卫生服务和保障都逐步趋向于统一的管理模式，如 NHS、HMO 等，这些模式可以高效调配医疗卫生资源，减少管理成本和路径，提高医疗服务质量和效率。

发达国家在健康卫生医疗体制建设和反健康不平等过程中呈现以上特征外，自身发展和实践路径都不尽相同，在展现不同优点的同时，也暴露不同的缺点。

表 7–1　发达国家健康卫生医疗模式优缺点分析表

序号	国家	主要保障制度	主要优点	主要缺点
1	英国	全民免费医疗	1. 医疗卫生资源配置合理 2. 医疗覆盖面广和免费或低收费 3. 卫生总费用控制得当 4. 应急机制灵敏度较高	1. 机构庞大、效率低下、官僚主义 2. 缺乏创新和竞争 3. 政府财政负担过重
2	美国	商业保险医疗	1. 市场化程度高 2. 医院所有制多元化 3. 医疗保险种类繁多	1. 医疗服务欠缺公平性、可及性 2. 政府的公共管理职能发挥不足 3. 医疗服务存在普遍诱导需求
3	德国	法定医疗保险	1. 法制健全体制完备互济共助 2. 医药分开、门诊医院分离 3. 市场和政府责任明确	1. 财政可持续性问题突出 2. 医疗服务体系分割，缺乏合作
4	日本	全民医疗保险	1. 强制性公费医疗保险 2. 医疗信用体系透明 3. 医疗保险种类齐全 4. 制度约束医生乱开药	1. 老龄化的低缴费与高福利矛盾 2. 医疗费用增长使财政负担过重

六、发达国家反健康不平等实践对我国的启示

通过对英、美、德、日等发达国家健康卫生医疗模式和反健康不平等实践分析，我国在保障制度、运行方式、医疗机构等方面与发达国家都有差异，对比这些差异，学习借鉴发达国家先进经验和实践教训是我国开展反健康不平等工作研究的重要内容和方向。

表 7-2　发达国家健康卫生医疗模式与中国对比表

序号	国家	模式类型	主要保障制度	主导运行方式	主要医疗机构
1	英国	国家福利型	全民免费医疗	政府主导	公立
2	美国	商业保险型	商业保险医疗	市场主导	私立
3	德国	社会保险型	法定医疗保险	社会主导	公私结合
4	日本	社会保险型	全民医疗保险	社会主导	私立
5	中国	社会保险型	基本医疗保险	社会主导	公立

（一）英国反健康不平等实践对我国的启示

首先，从运营理念上应该转变医疗卫生保障体系的本质运营核心，要建立人人都能享有的医疗服务体系和保障制度。目前，在国内许多医疗服务还都是采用病人购买服务的理念，这种以利润和效益为中心的运营方针必然会引起激烈的外部和内部竞争，必然会导致健康卫生医疗机构以更高收益为驱动，给患者提供更贵和更复杂的医疗卫生服务，这样就直接降低了健康卫生医疗服务的公平程度，同时也影响了健康卫生医疗服务的效率水平。而英国采用的国家卫生服务体制经过多年不断摸索实践和深化改革后，建立健全了政府考核和社会监督体制等多项体制来评价约束医疗机构的医疗服务行为，让各个医疗机构之间不是自身利益最大化的驱动，而是相互之间综合比较的竞争驱动。英国政府通过对医疗机构的社会声誉、服务评价、医疗典范、道德标杆等多个方面多个维度进行考核监督，从本质上弱化了医疗机构以盈利为目的的市场竞争。

其次，值得学习借鉴的是英国公立医院的改制经验，英国通过不断深化改革，对公立医院采取了完备的绩效考核体系，考核评价的主体除了国家卫生部门等政府主管部门外，国会、财政、审计等部门，以及地方各级政府都对辖区内的公立医院进行考核评价，考核主体多元化和完备化。同时对公立医院的考

核内容主要侧重于服务质量效率考核和机构运营财务绩效考核，将各医院考评结果进行等级分类并使用星级评审，涵盖医疗服务利用、患者满意度、临床差错率、医务人员服务态度等，并将结果向社会公开，让全社会进行评比监督。

（二）美国反健康不平等实践对我国的启示

首先，建立健全多种形式的医疗保险形式和建立多元化的医院模式是我国医疗体制改革和反健康不平等实践中需要学习借鉴的地方。我国现行的医疗保障形式应采用公共医疗保险和私人保险并行方式，政府充分发挥行政职能，建立完善针对社会弱势群体的公共医疗保障制度，重点针对老人、儿童、妇女、残疾人等特殊群体予以保护。同时美国是典型的市场主导的医疗保障体系，我国要学习其市场运行机制中高效率的一方面，结合我国国情采用基本医疗保障靠政府，多元化医疗保障靠市场的格局，推行政府和市场双驱动的运行体制，积极推进公立医院改革，放开健康卫生医疗领域市场准入，积极引导民营资本参与市场竞争，不断完善商业医疗保险作用，提高卫生医疗各部门运行效率和服务水平。

其次，美国反健康不平等实践中也产生了许多问题值得我们关注和分析，找寻这些问题发生的本质根源，可以防微杜渐。美国卫生医疗领域出现较多问题的根源是医生职业收入采用市场化量化，这样很容易引起过度医疗、信息不对称、道德风险、逆向选择等多种医疗领域问题。

美国这些实践中，我们应该重点学习借鉴美国运用市场化手段激发和调动健康卫生医疗服务质量和服务效率上的有效做法，比如适当奖励制度，同时也应该杜绝美国医改中的一些失败经验教训，引以为戒，不断建立完善政府卫生监督组织和社会卫生监督组织，形成政府监督为主，社会监督为辅，自我监督贯穿的卫生监督机制。

（三）德国反健康不平等实践对我国的启示

德国是采用法定社会保险的国家，其在健康体制改革和反健康不平等实践中有许多好的做法，比如卫生医疗相关的法制健全，体制完备，互济共助形成较好补充，同时实行医药分开、门诊医院分离，政府和市场责任明确。政府通过法律手段强制要求全员参加社会医疗保险，医疗保险由市场具备法人运营资格的保险机构主体承担，政府不参与经营，只是负责政策制定、市场监督、总体规划、分析研究等，医疗保险真正实行政事分离。另外德国实行自由投保制度，虽然政府法定强制保险，但允许投保人自由选择医疗保险机构，这样能有效加强市场竞争，提高医疗保险机构的服务能力和服务效率。

德国作为老牌发达国家，近几年卫生费用增长快速，目前卫生费用在GDP中的占比已经从九十年代的8%增长到现在的12%以上，政府重视卫生领域的投入。同时德国也不断完善医疗保险制度改革和优化，采取增加保险缴费基数、建立家庭护理制度、提高医疗自付费用、减少保险支出范围等手段积极开展改革实践。德国政府也十分重视卫生领域的学术研究和产业理论研究，许多领域内的前沿研究成果都来自德国，这些都为德国的健康卫生医疗事业提供了很好的专业支撑。

（四）日本反健康不平等实践对我国的启示

日本与我国同属于亚洲国家，地理位置也临近，在医疗体制改革和反健康不平等方面已经做了很多有益的尝试和丰富的经验，比如强制性公费医疗保险、医疗信用体系透明、医疗保险种类齐全、制度约束医生乱开药等方面都值得我国学习借鉴。日本政府在支持公立医院和诊所的设立的同时，也积极支持私立医院的建立，通过营利性与否的属性确定公共医保支付界限。同时日本老年化现象日趋严重，现有医院无法满足老年化的医疗需求，因此政府鼓励社会资本设立老人养老医院，与日常医院区分开，有利于老人疾病和养老需求统一集中管理，降低医疗成本，优化资源配置，这对我国也将面临的老年化问题是个有效借鉴。

日本是采用强制性公费医疗保险，同时还有护理保险等，这些基本覆盖了就医时各项费用开支，同时保险支付也能基本涵盖诊所提供的各项医疗服务。同时日本在医疗负担上较好体现了社会公平，日本国民按年龄分，同一年龄段不论收入如何，医疗健康福利等同。年轻人和高收入者承担更多责任，对穷人、儿童、老年人的倾斜是社会公平的体现。另外日本重视医务工作者的价值，相比中国，诊疗相关的费用高、药价则合理。医务人员的社会地位经济地位、都能有效吸引最优秀的人才学医，也丰富社会医疗资源的供给。

第二节　发展中国家反健康不平等实践及启示

发展中国家主要指尚未完成工业化和城市化转换，经济和社会正处于发展中一类国家，主要集中分布在非洲、拉丁美洲和亚洲。发展中国家的主要特点是生产力水平比较低，人口众多，地区发展不平衡，整体社会并不富裕，因而其健康不平等问题更为严重，但同时发展中国家都根据本国国情和实际问题不断改革完善自身健康卫生医疗体系，借鉴国际先进经验积极开展反健康不平等实践，一些改革做法和经验也值得分析研究和学习借鉴。

一、泰国反健康不平等实践

（一）泰国健康卫生医疗模式概况

泰国是推行全民医疗的社会保险类型的发展中国家，从 20 世纪 70 年代后开始设立健康保障制度和保障体系，通过采取贫困免费医疗、公务员保障、工人保险、健康卡等不同类型的保障方式为社会不同成员提医疗保障，经过几十年的发展和完善，已经基本建立全民健康保障体系，尤其是“30 铢计划”的医疗保障措施的实施。泰国健康卫生医疗保障制度主要可以分为以下三大类：第一类是法律强制性医疗保险，政府通过法律强制要求企事业员工参加社会保障计划；第二类是社会福利性医疗保障，主要是为国家老人、儿童、穷人、退伍军人、公务员等群体提供的福利性免费医疗保障；第三类是公民选择性医疗保险，这是对以上两保障制度的有益补充，最为有名的就是“30 铢计划”的医疗保险，该计划是指只要加入该计划的国民，去指定医疗机构看病每次只需花费 30 铢挂号费，就可以得到日常检查、急诊、住院、妇幼保健等基本医疗服务项目，同时对于贫困农民等弱势群体还可以减免，这样就有效降低了国民医疗费用和获取服务的可及性，也使得国民医疗保障基本实现全覆盖。

（二）泰国反健康不平等实践

泰国作为同属亚洲地区的一个发展中国家，与我国人口结构有相似之处，泰国全国人口 6800 多万，其中农业人口占比在 60% 以上，是典型的农业人口占比大的国家。泰国在健康卫生医疗保障体制改革和反健康不平等上采取了很多公平而卓有成效的措施和实践，首先泰国在宪法中就明确所有公民平等享有健康医疗待遇，同时专门出台《国家医疗保险法》，通过合理的保障制度设计和普及，特别是"30 铢计划"的医疗保险的实施，使得全国 75% 人口参加了该保障计划，另外 15% 的人口参与了法定医疗保险计划，6% 左右的公务员等参与了社会福利医疗保险计划，全国医疗保障覆盖率打动 96% 以上。"30 铢计划"让只要加入该计划的国民去指定医疗机构看病每次只需花费 30 铢挂号费，就可以得到日常检查、急诊、住院、妇幼保健等基本医疗服务项目，在国内被民众称为"30 铢计划"包治百病。同时对于贫困农民等弱势群体还可以减免，这样就有效降低了国民医疗费用和获取服务的可及性，也使得国民医疗保障基本实现全覆盖。"30 铢计划"的实施和展现出良好社会效益和健康效益，让全国民众可以参与，并且有同等机会和权利参与，让民众能得到基本医疗保障。另外泰国在卫生筹资方面主要采用国家财政预算投入和社区筹资相结合的方式，政府每年卫生方面的财政预算投入在全部卫生筹资中的占比保持在 35% 左右，同时政府采用购买服务的模式，对与政府签订医疗服务提供合约的医疗机构都可以享受财政卫生补贴，政府按照服务的就医人数进行补贴。

二、马来西亚反健康不平等实践

（一）马来西亚健康卫生医疗模式概况

马来西亚是推行全民免费医疗的国家福利类型的发展中国家，政府从新中国成立以来就十分重视健康卫生医疗保障，一直采用政府主导的福利保障性医疗服务体系和市场机构主导的商业收费性卫生服务体系，这种双轨并行的二元结构基本满足了国民对健康卫生医疗服务需求和服务供给能力。同时马来西亚的医疗就诊模式是采用金字塔式的多级转诊制度：金字塔的最上端是大型综合公立医院和专业医疗中心，其医疗服务对象是高端医疗服务和专科医疗服务；金字塔的中部是全国各地分布的中小型地区医院，其医疗服务对象是医院周边区域居民的日常医疗就诊服务；金字塔的最底部就是基层医疗服务机构，主要有诊所、康复中心、保健中心等，其医疗服务对象是基层民众。

（二）马来西亚反健康不平等实践

马来西亚地处亚洲东南部，人口近3200万人，作为“亚洲四小虎”的新兴发展中国家，在健康卫生医疗领域也有很多好的实践。世界卫生组织在2000年报告的世界卫生体系绩效评价中，泰国排名49位，在发展中国家排名靠前。马来西亚通过不断的医疗卫生改革和实践，卫生资源配置较为丰富，人均健康卫生支出达到680美元，全国拥有8000多家公立私立医院，全国每四百人中就有一名医生，全国平均万人拥有医生9人、床位数20张、护理30人。马来西亚政府在1951年建国时期摆布了《医药费用法》，该法明确规定了公共医疗机构在医疗服务收费方面的详细标准，主要是门诊费为1令吉马币，医生咨询费5令吉马币，住院费用根据型号不同在3令吉马币至80令吉马币之间，这些收费标准也一直延续至今，费用低廉①。在卫生筹资体系中马来西亚政府承担主要责任，主要也是以税收作为主要支撑来源，通过财政预算方式拨付给公立医疗机构，有运营预算和发展预算两项，民众就医缴纳的费用仅仅占到公共医疗机构支出的5%以下，绝大部分是政府财政预算补贴。政府在1998年发布了《私人保健设施及服务法令》，该法令的设施意在强化医院和相关机构管理，保护私人保健权利，杜绝医院、医生违反职业道德侵犯患者健康权利。另外马来西亚政府鼓励健康卫生医疗服务的私营化，政府降低财政卫生支出，通过免税等方式鼓励国民购买私人健康保险。国外大型保险机构也抢先来马来西亚设立分公司，比如美国友邦保险在马来西亚设立的Managed Care Organization（MCO）等。1998年出台《私人保健设施及服务法令》。

---

① 徐明讲．中国与东盟国家医疗保障体系比较研究［J］．医学与哲学，2013，12（34），67—70.

三、印度反健康不平等实践

（一）印度健康卫生医疗模式概况

印度是推行全民免费医疗的国家福利类型的发展中国家，印度政府在国家的第一部宪法中就将“人人免费享有医疗”定为国民的基本健康权利，印度健康卫生医疗保障制度的主导运行理念是加强政府行政主导，同时推动市场机制并行，其医疗卫生保障体系主要可以分为四个部分：第一个部分是全民免费医疗体系，由政府主导建立公共医疗卫生服务制度和基础服务网络的建设，负责满足全国绝大部分民众对基本医疗需求；第二个部分是民营私立医院医疗服务体系，政府通过税收、供地等政策扶持民营私立医院发展，同时支持多种形式并存的医疗卫生组织提供卫生服务，以满足多元化医疗服务需求；第三个部分是农村三级医疗体系，由卫生站、初级医疗中心、社区医疗中心三者组成，主要为农村地区的民众提供免费医疗服务；第四个部分是社会医疗保险体系，除常规医疗保险外，印度也针对医疗费用高但发病率低的重大疾病采用社区投保，保障社区及社员健康安全等。

（二）印度反健康不平等实践

印度是仅次于中国的人口大国，2016 年人口已经达到 13.26 亿人，占世界总人口的 18%，同时印度经济也呈现快速发展趋势。与我国不同，印度在卫生保障制度和免费医疗等方面实现了较好的公平，在世界卫生组织 2000 年报告的世界卫生体系绩效评价中排名 44 位，远高于我国排名。印度将健康权保护写进宪法，在占据总人口 70% 的农村人口健康保障方面，在 20 世纪 80 年代就在全国农村地区推行建立三级医疗体系，由卫生站、初级医疗中心、社区医疗中心三者组成，主要为农村地区的民众提供免费医疗服务，其中包含了除药费以外的全部医疗费用，也积极在全国农村地区实施农村健康计划。在 2000 年后执行专门的卫生医疗基础设施建设计划，政府每年拿出专项资金用于该项投入，持续投入 10 年，这对国家医疗卫生资源的更新升级起到了很大作用，也极大提高了医疗机构的医疗服务水平。印度的公立医院主要分为五个层级，从下到上依次为乡村级、县级、地区级、邦级、国家级，所有医院都是免费提供医疗服务。印度贫困人口众多，能占到总人口的近 30%，政府卫生投入和卫生补贴主要就是用于保障和改善贫困及弱势群体健康问题，同时印度政府在一定程度上支持鼓励健康卫生医疗领域市场化，引导社会资金和民营资本参加卫生保障体系，私立在满足多元化医疗需求的同时也贡献了医疗领域 80% 以上的医疗行业 GDP[①]。

四、发展中国家反健康不平等实践的分析与比较

通过上述对泰国、马来西亚、印度等发展中国家的健康卫生医疗模式和反健康不平等实践的介绍和梳理可以看出，目前发展中国家的健康卫生医疗模式都还在实践完善中，解决全民健康保障的同时也不断出现各种健康不平等问题，总结来看有以下几个共同特征：

（1）发展中国家在健康卫生医疗领域中政府都占据主导地位，在医疗制度设计、医疗资源配置、行政部门监管等方面都较注重公平而忽略效率。

（2）发展中国家医疗保障部门主要以公立医院为主，但不断升级的医患矛盾使得大多政府逐步推进公立医院与私立医院并行发展方式，以满足不同层次、不同需求的就医群体。

（3）发展中国家在公共卫生医疗保障水平和服务效率方面都还较低下。虽然基本实现医疗保障，但对弱势群体的医疗保障不足，医疗资源主要集中在经济发达区域，贫困落后区域医疗保障较弱，同时医疗机构服务特别是公共部门医院医疗服务效率低下。

（4）发展中国家大多重视经济发展，政府在卫生总费用支出中占比小，忽视医疗保健。同时在保障全面基本健康卫生医疗服务需求的前提下，国家财政负担都相对过重。

发展中国家在健康卫生医疗体制建设和反健康不平等过程中呈现出以上特征外，各国发展和实践路径都不尽相同，优缺点并存。

---

① 葛元 . 浅析印度全民医疗保险制度及对我国的启示［J］. 人口与经济，2009：149—150.

表 7–3　发展中国家健康卫生医疗模式优缺点分析表

序号	国家	主要保障制度	主要优点	主要缺点
1	泰国	全民医疗保险	1. 覆盖面广医疗服务内容全 2. 监督和管理体制完善 3. 注重基础社区医疗体系建设	1. 卫生服务效率低下 2. 国家财政负担过重
2	马来西亚	全民免费医疗	1. 公共医疗制度完备 2. 收费低覆盖面广	1. 医疗服务水平低 2. 中央集权管理模式效率低
3	印度	全民免费医疗	1. 明确医疗卫生定位关注弱势群体 2. 药品成本低价格低廉 3. 公立医院与私立机构互为补充	1. 财政负担过重 2. 大部分公共部门医院运营低效

五、发展中国家反健康不平等实践对我国的启示

通过对泰国、马来西亚、印度等发展中国家健康卫生医疗模式和反健康不平等实践的分析，我国在保障制度、运行方式、医疗机构等方面与发展中国家有相同也有差异，对比这些差异，学习借鉴发展中国家有效改革实践经验也对我国开展反健康不平等研究工作提供宝贵素材。

表 7–4　发展中国家健康卫生医疗模式与中国对比表

序号	国家	模式类型	主要保障制度	政府主导程度	主要医疗机构
1	泰国	社会保险型	全民医疗保险	强	公立为主
2	马来西亚	国家福利型	全民免费医疗	强	公立为主
3	印度	国家福利型	全民免费医疗	较强	公私结合
4	中国	社会保险型	基本医疗保险	较强	公立为主

（一）泰国反健康不平等实践对我国的启示

随着泰国 2001 年开始实施的医改计划后，泰国经过多年的努力和实践，成为第一批中低收入国家中实现全民医保的国家，医保覆盖率能达到 96% 以上人口，泰国在反健康不平等实践中取得了较好成效，归纳总结有如下几点可以为我国学习借鉴：第一是重视全民医保的覆盖，政府通过建立完善的社区卫生医疗服务体系，国民能在可及的范围内获取医疗保障，这样也就为

医疗的全民覆盖奠定了坚实的基础，社区卫生医疗服务体系的建立也对卫生服务效率、重大疾病控制、艾滋病防御等方面起到很大促进作用。第二是政府对卫生筹资采用双轨并行机制——政府财政预算加社区筹资结合，其中政府作为责任主体承担筹资责任，通过每年财政预算投向健康卫生医疗领域，政府财政预算投入在整个卫生筹资体系中能占到 1/3 多的占比，且保持稳定增长。第三是政府将大量卫生费用和卫生资源投向社区卫生服务体系，而且是延伸到卫生服务体系的供需双方，通过设施投入、工资福利等投入给卫生机构和卫生人员，通过健康卡等投入给低收入群体。泰国的社区卫生服务体系建设被 WHO 誉为市场经济条件下实现人人享有卫生保健改革的新思路，泰国在实施“30 铢计划”之后，病人的首诊都要求在选定的基层社区卫生服务中心就诊，这样有效分流了大医院就医压力，这些都为我国社区卫生服务也提供了有益的启示。

（二）马来西亚反健康不平等实践对我国的启示

马来西亚的医疗卫生实践表明其医疗卫生制度的不断完善和保障体制的不断健全，马来西亚成立的国家健康安全基金，无论是公立医疗机构还是私立医疗机构都采用的是医疗医保基金专款专用，通过国家政府对全国医疗机构的设置、发展、考评等事项进行统筹规划、统一管理，国家制定卫生支出预算，各级政府按照国家预算严格执行，卫生部等相关职能部门负责监督管理，从全国广大人民群众医疗需求和社会稳定局面出发，构建一个统一、高效的医疗保障体系，强化国家政府为主导，专门部门负责，在全国范围内建立垂直管理体制，强化基层管理力度和卫生政策执行力度。在充分调动私立医疗机构提供医疗服务积极性的同时强化管理制度创新，私立医院采用董事长和管理委员会两级管理体制，医疗专家和行政人员组成管理委员会，向董事会负责。另外马来西亚的医疗水平已在国际上得到广泛认可，每年都有大量来自新加坡、印尼、美国、英国、澳大利亚、日本和我国等国家的人士到这里就医，与此同时，新加坡政府早于 2010 年就决定把国民的医疗保险金延伸至指定的马来西亚医疗机构使用，让该国国民更方便地在马来西亚寻求医疗服务。这些都是值得我国医疗改革中需要学习和借鉴的。

（三）印度反健康不平等实践对我国的启示

印度和我国一样都是人口大国，都处于社会发展和经济发展的阶段，印度在健康医疗卫生体制改革和反健康不平等实践方面有许多值得我国借鉴的地方：

（1）首先在医疗保障体系建立和承担上，印度政府具有较强主导权，同时坚持全民免费基本医疗，与我国相比，印度卫生投入量有限，但绝大部分是用于满足穷人的基本医疗保障。印度在卫生资金筹资公正性方面，WTO公布的国际排名能在43名左右，而我国的近200名的排名与之差距甚远，分析其本质原因就是政府对卫生资源配置的方向不同，印度政府将有限资源主要公平集中配置在最需要的地方，而我国卫生资源主要集中在城市和经济发达地区。

（2）其次在卫生医疗领域深化改革方面，印度政府坚持国家福利政策，积极通过各方努力实现全面享有基本健康医疗，同时政府还突出对老人、妇女、儿童、贫困、残疾等特殊群体的卫生资源倾斜，许多公立医院专门设立特殊群体就医通道。印度在医院定位和转型发展上首先确保公立医院的顺利运营，满足广大民众基本医疗需求，与此同时也积极鼓励私立医院按市场化运营蓬勃发展，使得不同阶层的健康卫生需求都能找到对应方向。

（3）再次在医疗卫生的非政府组织联合救助等方面，印度有许多有益的实践。印度鼓励非政府组织或区域联合协会积极开展社会救助，特别是针对农村区域中费用高、发病少的重大疾病进行联合救助，同时也积极推动农村地区的农民参加保险，提高疾病抗御能力。另外印度鼓励私立医院发展，部分私立医院发展态势良好，在国内很好满足了高端卫生医疗服务的需要，同时在国际上也有一定知名度，一些发达国家的高端患者也去印度私立医院治疗康复。

第三节　本章小结

本章着力归纳概括发达国家和发展中国家在反健康不平等实践中的先进理念和有效措施，发达国家选取具有典型代表性的英国、美国、德国、日本等国家，发展中国家选取与中国在地理位置相近的东南亚的泰国、马来西亚和与中国人口规模发展阶段相近的印度为代表，意在通过分析这些国家在医疗体制改革和反健康不平等实践中成功经验和失败教训为学习借鉴。通过对发达国家反健康不平等实践的梳理、分析和比较，可以得到几点启示：

（1）要充分发挥政府主导作用，兼顾效率与公平。要优化资源配置，科学调度分配优先卫生资源，防止资源浪费。坚持政府和市场相结合机制，政府在基本制度设计、资源配置、筹资体系、服务组织和市场监管方面都承担主体责任。

（2）要加强公共卫生服务体系建设，将卫生资金重点向健康卫生保健和预防上投入，引导国民注重健康保护和疾病预防。加强社区医院的建设和普及，实现大众就医的可及性和便利性，实现公民享受健康卫生服务的平等性。实行公立私立医院并举，积极引导社会资金进入健康卫生医疗领域，鼓励公立医院和私立医院的良性竞争和有序合作，满足社会各种阶层的医疗服务需求。

（3）要强化立法保护，规范健康卫生医疗体制建设。健康权作为基本权利应该成为宪法权利，由宪法来加以规范，加强政府责任意识，明确政府在保护公民健康权平等上应该承担的责任，将建立规范完善和覆盖全民的健康卫生医疗体制通过国家立法的形式加以保护，同时规范约束政府相关职能部门的行政权力，要求在法律赋予的职权范围内开展监督管理工作。

（4）要整合医疗服务和医疗保障体系，提高医疗服务质量和效率。发达国家中不论是市场主导型的美国医疗卫生制度，还是政府主导型的英国医疗卫生制度，医疗卫生服务和保障都逐步趋向于统一的管理模式，高效调配医疗卫生资源，减少管理成本和路径，提高医疗服务质量和效率。

第八章　政策建议与研究结论及展望

第一节　政策建议

一、深化医药卫生体制改革，推进健康中国建设进程

我国经济发展进入新常态时期，面对复杂多变的国内外经济环境和医患矛盾，需要我国进一步深化医药卫生体制改革，推动医改由打好基础转向提升质量、由形成框架转向制度建设、由单项突破转向系统集成和综合推进，用中国式办法破解医改这个世界性难题，推进健康中国建设，为保障人民健康、促进经济社会发展增添新动力。

（一）切实履行四个坚持原则

加快推进健康中国建设，必须坚持正确的卫生与健康工作方针，坚持基本医疗卫生事业的公益性，坚持提高医疗卫生服务质量和水平，坚持正确处理政府和市场关系。把握这“四个坚持”，关键是要深刻领会“以基层为重点，以改革创新为动力，预防为主，中西医并重，将健康融入所有政策，人民共建共享”的方针，牢牢抓住坚持以人民为中心的发展思想、坚持为人民健康服务这一根本点，毫不动摇把公益性写在医疗卫生事业的旗帜上。在基本医疗卫生服务领域政府要有所为，通过多种方式让全体人民公平获得；在非基本医疗卫生服务领域市场要有活力，政府加强规范管理，保障人民健康权益。

（二）倡导全民健康文化建设

加快推进健康中国建设，在全国范围内形成坚持以人民利益为中心，改善广大民众生活环境和医疗环境，提高民众健康水平。这也要求立足于每个人的全面健康，以倡导健身、促进健康、提高生命质量为核心目标，以健康社会文化为纽带，完善健康保障体系，倡导健康生活方式，发展健康服务

业，开展健康风险管理。健康中国需要人民、政府、社会多个主体共同参与、共谋发展。同时要在全国范围内大力宣传健康生活习惯，科学指导疾病防御措施，推行以预防为主的健康方针，在民众中创建绿色、环保的健康环境和积极、乐观的健康文化。重视老、弱、病、残等弱势群里的健康问题，践行社会公平正义的核心价值观。

（三）深化医药卫生体制改革

继续推行分级就诊制度、城乡统一医保制度、现代医院管理制度等医药卫生改革措施，

同时创建良好就医、尊医环境，通过收入绩效、职业发展、社会尊重等多方面调动卫生医疗人员的从业积极性和社会责任感。也要借助此次国务院机构改革有利契机，将人社部的城镇职工和城镇居民基本医疗保险、生育保险职责，卫计委的新型农村合作医疗职责，发改委的药品和医疗服务价格管理职责，民政部的医疗救助职责整合，组建国家医疗保障局，统筹规划城乡医疗保障制度，不断提高医疗保障水平和服务水平，确保医保资金合理使用、安全可控，推进医疗、医保、医药“三医联动”改革，实现城乡居民医保覆盖范围、筹资政策、保障待遇、医保目录、定点管理、基金管理的全面统一。

二、加强健康权的法律保护，维护公民健康平等权利

我国宪法中虽然关于健康权和健康权的实现有所提及，是一种促进和实现的积极履行义务，这为国家履行健康权的保障义务提供了依据，但我国宪法中健康权还不是一种明确列举的基本权利，其母体性、基础性的地位没有得到应有的确定。我国应该加强健康权的法律保护，在宪法中体现基本权利地位，从根本上树立健康权平等的理念。

（一）确定健康权的宪法保护地位

宪法权利又称为基本权利，是指一国宪法所确认和保障的、公民所享有的最重要的权利。

健康权作为一种重要的基本权利，是个人实现自由和拥有财务的基础，没有健康，别的就无从谈起①。健康权与其他权利一样，具备基础性，应该是仅次于生命权的基本权利。在我国反健康不平等实践中，健康权应该成为宪法权利，由宪法来加以规范，这样就能确定健康权的基础地位，通过宪法来保障公民的健康权，可以提高健康权在广大民众中的重视程度和保护意识，使得民众的健康权保护和实现更有立法依据和法律保障，同时也可以加强政府责任意识，明确政府作为责任主体的保护义务，将国家权利纳入法制的监管范畴，使国家层面关于健康权的保护真正从产生、实施到评价都受到宪法的监督约束。

（二）完善健康权的保护实现机制

国家政府部门作为健康权保护的责任主体，需要创造环境和条件最大限度使全体公民拥有良好健康，公民健康权的实现依赖政府责任的履行。政府对健康权有尊重、保护和实现三个方面的作为或不作为义务。同时政府责任的具体实施和落地又需要依赖相关立法、司法、执法以及行政部门的承担，立法部门首先要明确健康权的宪法权利，积极推动健康权入宪，全部健康权的相关立法都应在宪法保护之下。司法、执法和行政部门要依据宪法和其他法律法规对健康权的立法保护，坚守尊重、保护、实现三大义务，切实履行部门职责，不得侵害公民健康权。

三、推进医疗政策制度创新，统筹兼顾平等效率并行

随着医改的不断深化和实施，我国应在反健康不平等上加强政策和制度创新，兼顾平等和效率，以切实解决看病难看病贵为近期目标。同时建立全覆盖、强保障、多形式的健康卫生医疗保障制度，真正实现人人享有健康保障。平等是要保障社会全部成员的基本医疗服务需求能达到满足，保障平等获取健康资源的机会；效率是要实现健康卫生资源的科学配置，达到帕累托最优状态。平等与效率的关系是多层面的对立统一关系，我国应该从政府、医者、居民三个层面进行政策制定和制度创新。

---

① 杨智红．我国健康权宪法保护的实现［N］．山西省政法干部学院学报，2010-03-15.

（一）政府层面，兼顾平等效率

首先是要实现居民对医疗卫生服务的平等获取，政府需提供与需求相适应的医疗保障，且该保障不因个人经济水平、地位等的不同而存在差异，但可因年龄的不同而有所差异。平等性要求所有人都能有相同的机会从中受益，不应因其经济状况等的不同而产生不应有的差距，因此，随着我国医疗卫生体制的健全，城乡医疗保险制度应最终走向一致；平等是相对于需求而异化的医疗保障，即通过对老人、儿童等弱势群体增加医疗补贴，以保障其可以与劳动年龄群体有相同的机会获得医疗卫生服务。其次是要提高医疗卫生服务效率，对于二、三级医疗机构而言，政府应转变现有医疗机构管理模式，引导社会资本进入医疗机构，增加组织活力和竞争力；对于基层医疗卫生服务机构而言，政府可直接出资为居民购买服务，至于购买哪个机构的服务，则由居民自己决定。

（二）医者层面，以平等促效率

一方面，根据市场价值制定服务收费目录，使不同医务工作者在提供同一项医疗服务时价格应无差异，且该价格能公平地反映医者的诊疗价值。目前，我国虽然制定了基本医疗收费目录，但基本医疗服务由于定价过低，并不能公平地反映医生的诊疗价值，同时基本公共卫生服务收费目录的缺失，不利于公平地衡量基本公共卫生服务价格，因此，根据市场价值完善服务收费目录，是实现医者公平提供服务的关键。另一方面实现双诊制，规范临床诊疗路径，明晰绩效考核机制。通过实施双诊制和规范临床诊疗路径，可以实现基层和二、三级医疗机构资源的有效合理利用，同时基于市场定价的服务收费对医者进行绩效考核，使医者的服务价值得到充分体现，可有效提高其服务效率，实现以平等促效率。

（三）居民层面，重在人人平等

首先居民基本医疗需求应该得到平等的满足，不能因为社会地位、经济条件、年龄差异等因素而得到不平等的待遇。其次是在现有的医疗筹资体系中，居民承担的医疗筹资应该享有平等，特别是在个人现金支出方面应该逐步降低比重，减少居民医疗费用承担水平，有效解决看病贵问题。再次是加强资源配置的平等，特别是区域的平等，加快完善农村地区的基础医疗机构的建设和医疗设施的升级，缩小城乡差异和区域差异，实现区域居民的基本医疗需求平等满足。同时综合上述政府层面与医者层面配套措施的落地，自然会实现居民层面的平等，即人人享有健康保障。

四、构建健康权利指标体系，强化政府主体责任履行

健康权是公民应该享有的一项基本权利，是公民正常从事工作和生活的前提条件，政府作为健康权的责任主体，需要创造环境和条件最大限度使全体公民拥有健康，公民健康权的实现依赖政府责任的履行，我国政府在健康权的保护和反健康不平等的实践中应该构建健康权指标体系，强化政府责任履行。

（一）构建健康权指标体系

为了充分体现健康权的基础权利，同时保证各个责任主体切实有效保障健康权的实现，我国应该建立健康权指标体系，监测具体健康权形式的是否有效实现，对损害健康权相关主体实施责任追究。健康权指标体系主要可以分为三类指标：第一是结构指标，主要涉及实现健康权的主要体制、系统和机制，比如健康权在宪法中的体现，国家基本医疗保障体制等；第二是过程指标，主要反映健康权保障的执行过程，评价的是政府在履行主体责任中的努力程度；第三是结果指标，主要反映健康政策和实施落地的结果，比如死亡率等。同时健康权指标还应该构建国际和国内两级体系。

（二）强化政府主体责任履行

首先是保障卫生资源配置的平等，政府作为国家的管理机构，在面对健康平等问题上就应该从卫生资源配置着手，为全体公民提供平等的健康卫生医疗资源、服务及各种卫生基础设施。其次是对弱势群体的差异化保障。健康平等并不是意味着对所有人采用一样的标准和待遇，因为人群之间存在差异，对于同类人群坚持同样标准和待遇，坚持健康权平等享有，但对于一些弱势群体就需要采用差异化保障策略，比如妇女、儿童、老人、残疾人等。同时政府要保持健康平等的参与义务，在制定相关健康政策时坚持多元化的全民参与，才可以兼顾大家公平，保障全民参与。政府在全民参与过程中也

应该把握和平衡好各方利益关系，保证健康平等，保证人人享有健康权的基本目标。另外政府层面在承担公民基本权利的责任义务方面，要从尊重、保护、实现三方面开展反健康不平等中的政府具体性责任履行。

五、完善公平收入分配体制，缩小社会贫富收入差距

健康不平等影响因素很多，其中经济因素十分明显，健康平等的存在和平等程度都与经济收入的分配有着密切的内在联系，健康不平等从某种程度上也可以被认为是收入分配不平等问题的延伸，是收入分配不均在健康医疗卫生领域的具体表现。因此完善公平的收入分配机制，是实现社会进步和经济发展的重要推动力，对缩小贫富差距和减少健康不平等现象十分重要。

（一）保障受教育和就业的平等权利，实现收入分配起点公平

社会公平正义要求每个社会成员平等享有追求健康和个人发展的机会，而不会因为性别、家庭、能力等方面原因而有所区别，社会也应该积极为全体社会成员创造平等的发展起点。

伴随社会的不断发展，平等享有教育权利和就业权利越来越被大家重视，良好的教育能有效促进个人能力提升和自我价值实现，能实现更好就业。教育已经成为收入增长的一个重要人力资本因素。因此要实现收入分配的起点公平，就要保障社会成员受教育和就业的平等权利。

（二）完善按劳分配和按要素分配制度，实现收入分配过程公平

我国是生产资料公有制的社会主义国家，按劳分配是我国核心的收入分配要求，因此首先要建立健全按劳分配制度，保障社会成员应该平等享有按劳分配的权利，这也是公平的体现。其次在讲求公平的同时要兼顾效率，要建立健全按要素分配制度，将各生产要素按照实际贡献大小进行分配，避免平均主义和大锅饭，激发劳动热情，提高积极性和创造力。

（三）调节不同群体之间收入分配差距，实现收入分配结果公平

首先是建立与经济发展相适应的税收制度，合理设置纳税起点和纳税税

率，调节不同群体的收入差距。其次是加强对经济发展落后地区的财政转移支付力度和税收支持力度，统筹配置资源，减少区域差异和城乡差异。再次是建立健全社会保障制度，重点对贫困人口、残疾人士等社会弱势群体进行基本温饱保障。

六、开展反健康不平等研究，制定合理有效政策建议

（一）反健康卫生医疗筹资不平等政策建议

通过对我国健康卫生医疗筹资体系的公平性分析和实证分析，我国在健康卫生医疗筹资体系中存在不平等现象，卫生总费用筹资结构不合理，特别是筹资渠道中社会医疗保险筹资和个人现金支出筹资方面，因此需要在后医改进程中不断优化卫生医疗资源，调整卫生医疗筹资结构，重点完善农村地区的筹资体系，加快农村合作医疗制度建设。

1. 强化政府筹资责任，构建完善卫生筹资体系

政府在整个卫生筹资体系中要起到核心主导作用，政府要承担政府责任做好顶层制度设计，从公平性原则出发，统筹规划整合资源，改变现有的分散化医疗筹资体系，打造具备我国国情的科学化筹资体系和医疗保险制度。同时也要兼顾地区差异和城乡差异，做好转移接续，坚持公平性原则，向贫困地区特别是贫困人口提高卫生投入，提高卫生筹资水平，提高贫困人口卫生服务可及性和健康水平，尽量减少和消除因为筹资水平差异而引起的健康不平等问题。要建立完善风险分担机制，科学合理调配医疗资源。所谓风险分担机制是指每个人的贡献不一定相同，贡献的多少要依据经济状况和收入情况而定，收入越高承担越多贡献越大，收入越少承担越少，避免因病致贫因病返贫。政府要通过建立科学的风险分担机制，使每个人在得病时能得到有效救治，而不因个人收入和经济状况而得到不同等级的待遇。政府在公共卫生投入方面引导社会资源向大部分低收入群体的医疗服务建设上，针对低收入群体的医疗服务建设给予更多的卫生投入和卫生补助再分配，加强基层社区卫生医疗服务站和乡村卫生院建设，加强健康卫生意识和疾病预防意识。

2. 重点完善农村地区的筹资体系，加快农村合作医疗制度建设

针对我国农村贫困地区进行的合作医疗方面，要将健康卫生医疗工作和

制度建设作为相关政府和主管部门的重点工作来主抓，将卫生筹资体系的不断健全完善视为与经济发展一样重要的重大目标来制定。政府要通过科学设计和周密计划采用多种形式相结合的筹资方式，要确定出需要扶持的人群、水平和力度。在农村等贫困地区进行合作医疗的创办，最大的难题就是筹资问题。在正常可承受的范围和情况是，农民个人的筹资范围在个人收入的1.5% ~ 2%，各级政府拿出本身财政收入的1%~15%来扶持农村合作医疗。作为农村医疗保险重要的稳定的资金筹资来源，公共财政应该在政府的科学规划管理下，充分发挥其应该发挥的功用，保证对农村医疗进行投入和补贴的支持力度，因为它也是合作医疗保险模式实现可持续发展的必要条件。在进行合作医疗构建时，要坚持农民自愿参加、以农村家庭为单位的基本原则。主要是因为怎样去建设贫困地区的农村合作医疗项目还处于一个探索的阶段，所以在实际执行过程中不适合过早使用强制的手段或措施。要提前建立起合作医疗的筹资风险基金，使合作医疗的未来发展有一定的保障，让其可以健康和可持续地发展。设立合作医疗筹风险基金的资金，将历年合作医疗结余的筹集资金统一管理起来，同时各级政府每年从财政预算中划拨专项资金，使用结余资金和专项资金共同创建合作医疗风险基金。另外将合作医疗筹资统筹覆盖范围和参保人数进一步扩大，加强互助供给和抗疾病风险的能力。

（二）反健康卫生医疗资源配置不平等政策建议

1. 提高卫生医疗资源统筹规划，明确政府职责，减少卫生医疗资源配置不平等现象

政府作为国家的管理机构，在面对健康平等问题上应该从卫生资源配置着手，为全体公民提供平等的健康卫生医疗资源、服务及各种卫生基础设施，对待全民卫生医疗资源有不平等现象，要付出努力进行解决。对于保障卫生资源配置平等问题要从制度上入手，通过科学有效的制度设计来保障卫生资源配置的平等，有效缩小卫生医疗资源的区域差异和城乡差异。各级政府机构各司其职，共同推进健康卫生医疗资源配置不平等现象。中央政府做好全国范围的卫生医疗规划、政策法规、管理实施和后续监督，并统筹规划财政支出中卫生费用的总体使用；地方省级政府紧跟中央卫生医疗政策，及

时传到中央政策，协调中央与地方关系，对本区域内的卫生医疗资源使用和分布进行科学规划，对本区域内的卫生医疗资源配置问题负全责；地方各级地市以下政府负责具体实施中央和省级政府下达的卫生政策和计划，因地制宜合理配置卫生医疗资源，有效解决不平等现象。

2. 调整卫生医疗资源配置结构，合理有效整合医疗资源，缩小城乡和部分区域差距

政府首先加强对全国卫生医疗资源的宏观调控，在区域上优先将医疗资源向西部经济落后区域倾斜，集中资源建设医疗机构和基层卫生医疗设施，提高西部区域医疗设备数量和医疗技术人员规模，扩大医疗服务能力和就医范围。同时加强对农村地区卫生医疗基础设施的建设，优化农村卫生站布局，有效解决农民就近就医问题。另外各级政府应该对现有卫生医疗资源进行梳理，将有限医疗资源进行整合优化，通过科学布局和合理规划进行再分配，采用关、停、并、转、迁等手段提高医疗机构的利用效率和服务能力。再者就是充分发挥帮扶机制，建立城乡定点帮扶联系，灵活调配医疗设备和医疗人员，实现资源共享和合理调配，全面提高卫生医疗资源使用效率。

3. 加大对卫生医疗预防资源的投入力度，实现治疗资源与预防资源的结构平衡合理

经过30年的医改，我国医疗机构数量和医疗技术水平已经有了很大提高，但相对我国十几亿人口的看病需求仍然相差很大，因此加大卫生医疗资源的合理有限配置就成为现在面临的重要课题。依据我国现有国情，应该坚持“预防为主，防治结合”的方针，加大对卫生医疗预防资源的投入力度，对妇幼保健站、疾病防控中心、专科门诊等预防医疗机构的专项资金投入和建设，同时加强相关专业的医护从业人员的培养和建设，引导全社会注重预防的意识，做到有病早看、有病早预防。重点加强对经济不发达区域和农村贫困地区的资源投入，有限改善卫生医疗环境，消除疾病隐患，从源头预防开始抓，减少疾病的发生率，真正实现治疗资源与预防资源的机构平衡合理。

（三）反健康卫生医疗制度不平等政策建议

1. 推行“基本－公平－效率”卫生医疗制度基础

推行“基本－公平－效率”卫生医疗制度基础首先是政府保基本，要确定政府作为责任主体，承担基本医疗保障职责，政府要积极通过对健康卫生医疗资源的统筹规划和合理布局，最大限度保障社会公众的基本医疗服务需求；其次是社会促公平，要建立健全社会参与和社会监督机制，通过多种形式参与卫生医疗制度和政策的各个环节，监督政府行为、缓解医患矛盾、控制药品价格；再次是市场提效率，要充分发挥市场这个看不见的手对卫生资源配置的重要作用，通过市场手段提高资源配置效率、透明药品定价和服务购买环节等。

2. 推进“医保－医疗－医药”联动长效运行机制

推进“三医联动”的长效运行机制首先是要确定医保的保障健康公平底线的职责，确定医疗的保障优质卫生服务可及性的职责，确定医药的保障基本药物供应的职责。在明确医保、医疗、医药各自职责的基础上构建三医联动运行机制。其一是通过扩大医保定点机构、扩大保障项目、丰富付费方式、构建跨区域结算等实现医保与医疗的相互联动；其二是通过扩大医保药品报销目录、提高基本药物认知度、合理完善支付制度等实现医保与医药的相互联动；其三是通过监督机制、补偿机制、药品采购机制、收入分配机制等实现医疗与医药的相互联动。最终通过三医联动的长效机制实现人人享有基本医疗卫生服务的目标。

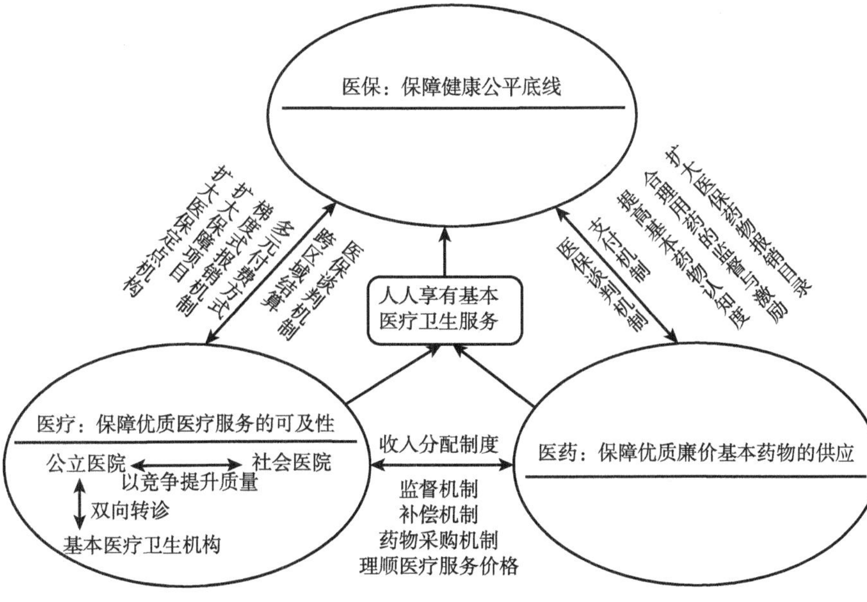

图 8-1　医保、医疗、医药联动运行机制图

第二节 研究结论及展望

一、反健康不平等问题研究结论

（一）反健康不平等促进社会公平正义

本研究从社会学公平正义角度研究分析健康不平等问题，突出健康不平等是对国民基本健康权利的剥夺，促进健康权保护中的政府责任。公平正义是社会追求发展的一个重要目标，罗尔斯的正义论认为作为公平的正义是一种政治自由主义，虽然政治权利永远是国家及其强力机构所使用的强制性权利，但是在一个立宪制政体中，政治权利同时也是作为一个集体的自由和平等的公民的权利，这样政治权利就是公民的权利，是他们作为自由和平等的公民强加给他们自己和相互加以使用的权利，公平正义保证所有人都获得最基本人权的充分享有。在此基础上为了避免限于绝对平均理想主义，认为平等享有权利的同时，也强调要求平等享有获得公平的机会，同时注重对不同社会经济群体采取的差异化原则。按照罗尔斯的正义论理论，健康作为一种重要的权利应该在人们社会生活中得到体现，健康在人类社会进步和经济发展中既是目标，又是手段，在推动经济发展和社会进步的同时也成为社会发展和全面进步的重要目标。由于贫困差异、区域差异、社会地位等因素造成的不能有效享有健康医疗服务和卫生保健资源，使得不平等现象逐步扩大，这实质上反映了对国民健康权利的剥夺，构成了不公平。本文通过从公平正义角度深入分析我国健康不平等的普遍存在，意在通过反健康不平等角度推动社会公平正义的发展和延伸。

（二）反健康不平等促进资源配置优化

本研究从经济学角度研究分析健康不平等问题，通过定量数据和健康现状，分析我国健康医疗卫生领域存在的不平等问题，突出医疗卫生资源配置城乡差异和区域不均衡，意在促进提高对卫生医疗资源的统筹规划的科学化水平，明确各级政府职责，逐步减少卫生医疗资源配置不平等现象。同时调整区域和城乡健康卫生医疗资源配置结构，合理有效整合医疗资源，缩小城乡和部分区域差距。政府加强对全国卫生医疗资源的宏观调控，在区域上优先将医疗资源向西部经济落后区域倾斜，集中资源建设医疗机构和基层卫生医疗设施，提高西部区域医疗设备数量和医疗技术人员规模，扩大医疗服务能力和就医范围。加强对农村地区卫生医疗基础设施的建设，优化农村卫生站布局，有效解决农民就近就医问题。另外各级政府应该对现有卫生医疗资源进行梳理，将有限医疗资源进行整合优化，通过科学布局和合理规划进行再分配，采用关、停、并、转、迁等手段提高医疗机构的利用效率和服务能力。再者就是充分发挥帮扶机制，建立城乡定点帮扶联系，灵活调配医疗设备和医疗人员，实现资源共享和合理调配，全面提高卫生医疗资源使用效率。加大对卫生医疗预防资源的投入力度，实现治疗资源与预防资源的结构平衡合理，坚持“预防为主，防治结合”的方针，加大对卫生医疗预防资源的投入力度，对妇幼保健站、疾病防控中心、专科门诊等预防医疗机构的专项资金投入和建设，加强相关专业的医护从业人员的培养和建设，引导全社会注重预防的意识，做到有病早看、有病早预防。重点加强对经济不发达区域和农村贫困地区的资源投入，有限改善卫生医疗环境，消除疾病隐患，从源头预防开始抓，减少疾病的发生率，真正实现治疗资源与预防资源的机构平衡合理。

（三）反健康不平等促进政府责任履行

本研究从法律学角度分析研究健康不平等问题，剖析政府在健康权保障中的原则性义务和具体性义务，明确政府责任、履行国家义务，从政府主体和政策层面减少消除健康不平等现象。健康不平等实际体现的是公民健康权没有得到有效保护和实现，健康权是公民应该享有的一项基本权利，是公民正常从事工作和生活的前提条件，健康权是公平正义、立法责任、平等参与等法律理念的体现，其保障机制是促进健康不平等的基础，国家政府部门作为健康权保护的责任主体，需要创造环境和条件最大限度使全体公民拥有健康，公民健康权的实现依赖政府责任的履行，政府在公民实现健康权中应该成为承担保障者角色，履行国家义务，首先保障卫生资源配置的平等，从卫生资源配置着手，为全体公民提供平等的健康卫生医疗资源、服务及各种卫生基础设施。其次是对弱势群体的差异化保障，对于同类人群坚持同样标准和待遇，坚持健康权平等享有，但对于一些弱势群体如妇女、儿童、老人、残疾人等，就需要采用差异化保障策略。同时要坚持健康平等的参与义务，在制定相关健康政策时坚持多元化的全民参与，才可以兼顾大家公平，保障全民参与。政府在全民参与过程中也应该把握和平衡好各方利益关系，保证健康平等，保证人人享有健康权的基本目标的实现。另外政府层面在承担公民基本权利的责任义务方面，要从尊重、保护、实现三方面开展反健康不平等，切实做好政府具体性责任履行。

二、反健康不平等问题的研究展望

健康不平等问题研究在国内还属于初期发展阶段，问题涉及面广，涵盖知识庞杂，涉及多门学科，内容丰富且相互交叉，部分资料和详尽数据可能比较难获得，缺乏完整计量分析基础，同时本人写作博士论文期间受时间和精力所限，对于相关理论实践的分析研究还有不到位的地方，对健康不平等问题的深入探讨仍有不足，有待后续继续努力。通过自己的学习研究，未来研究健康不平等问题仍有几个方向值得开展深入研究：

（1）健康不平等对我国特定人群（儿童、老人、妇女、残疾、贫困）的影响；

（2）健康不平等对我国经济影响的分析和测量。

参考文献

[1] 赵苑达. 西方主要公平与正义理论研究 [M]. 北京：经济管理出版社，2010.

[2] 高广颖. 卫生经济学典型案例分析 [M]. 北京. 人民卫生出版社，2011.

[3] 俞卫. 卫生经济学专题研究 [M]. 上海：复旦大学出版社，2013.

[4] 王虎峰. 中国新医改现实与出路 [M]. 北京：人民出版社，2012.

[5] 刘慧侠. 转型期中国经济增长中的健康不平等研究 [M]. 北京：中国经济出版社，2011.

[6] 汪建荣. 让人人享有基本健康卫生医疗服务 [M]. 北京：法律出版社，2014.

[7] 张越. 人人享有健康保障 [M]. 北京：人民出版社，2009.

[8] 张韬. 基本健康卫生医疗制度改革思索 [M]. 北京：科学出版社，2016.

[9] 曹永福. 中国医药卫生体制改革 [M]. 江苏：东南大学出版社，2011.

[10] 田艳芳. 健康对中国经济不平等的影响 [M]. 北京：中央编译出版社，2015.

[11] 胡宏伟. 国民健康公平程度测量、因素分析与保障体系研究 [M]. 北京：人民出版社，2011.

[12] 邓海娟. 健康权的国家义务研究 [M]. 北京：法律出版社，2014.

[13] 李新平. 医疗保障制度的效率分析 [M]. 天津：南开大学出版社，2015.

[14] 张晓. 医疗保险国际比较 [M]. 北京：科学出版社，2015.

[15] 潘杰. 政府、市场与医疗 [M]. 北京：社会科学文献出版社，2014.

[16] 刘民权. 健康的价值与健康不平等 [M]. 北京：中国人民大学出版社，2010.

[17] 阿马蒂亚·森. 正义的理念 [M]. 北京：中国人民大学出版社，2012.

[18] 安东尼·阿特金森. 不平等，我们能做什么 [M]. 北京：中信出版集团，2016.

[19] 马克弗·勒拜伊. 经济正义论 [M]. 北京：中国人民大学出版社，2016.

[20] 约翰·罗尔斯. 作为公平的正义 [M]. 上海：上海三联书店，2002.

[21] 托马斯·内格尔. 平等与偏倚性 [M]. 北京：商务印书馆，2016.

[22] 阿马蒂亚·森. 论经济不平等 [M]. 北京：中国人民大学出版社，2015.

[23] 阿马蒂亚·森. 再论经济不平等 [M]. 北京：中国人民大学出版社，2016.

[24] 安格斯·迪顿. 逃离不平等健康、财富及不平等的起源 [M]. 北京：中信出版集团，2015.

[25] 米尔德丽德·布拉克斯特. 健康是什么 [M]. 北京：当代中国出版社，2012.

［26］玛莎·C.纳斯鲍姆.寻求有尊严的生活［M］.北京：中国人民大学出版社，2016.
［27］GA科恩.拯救正义与平等［M］.上海：复旦大学出版社，2014.
［28］彼得·欧伯恩德.卫生经济学与卫生政策［M］.山西：山西经济出版社，2007.
［29］詹姆斯·亨德森.健康经济学［M］.北京：人民邮电出版社，2008.
［30］黄潇.与收入相关的健康不平等扩大了吗［J］.统计研究，2012（6）：51—59.
［31］侯剑平.收入假说理论与健康公平［J］.云南民族大学学报，2007（1）：29—32.
［32］王甫勤.社会经济地位、生活方式与健康不平等［J］.社会，2012（32）：125—143.
［33］顾和军.与收入相关的老人健康不平等及其分解［J］.南方人口，2011（4）：1—9.
［34］时秒.中国区域健康不平等与影响因素研究［J］.时代金融，2015（8）：30—31.
［35］陈东.与收入相关的健康不平等的动态变化与分解［J］.金融研究，2015（12）：1—15.
［36］吴海燕.健康公平及其影响因素分析［J］.现代商贸工业，2015（2）：181—182.
［37］曾培炎.努力创建健康可持续的全球化新未来［J］.全球化，2017（1）：6—9.
［38］焦洪昌.论作为基本权利的健康权［J］.中国政法大学学报，2010（1）：12—19.
［39］曹艳林.论健康权的受益性和国家给付义务［J］.中国卫生事业管理，2009（26）：27—29.
［40］林志强.论健康权的国家义务［J］.社会科学家，2006（4）：92—95.
［42］7th European public health conference, Reducing inequalities in health and health care［J］. Eurohealth, 2015, 21（1）.
［43］Allin S. & Masseria C., Unmet need as an indicator of health care access［J］. Eurohealth, 2009, 15（3）：7—9.
［44］Bobak M., CEE countries：Data availability and methodological issues［J］. Eurohealth, 2009, 15（3）：14—16.
［45］Curtis S., How can we address health inequality through healthy public policy in Europe［J］. European Urban and Regional Studies, 2008, 15（4）：293—305.
［46］Droomers M., Tackling health inequalities in the Netherlands［J］. Eurohealth, 2009, 15（3）：16—18.
［47］Gakidou E.E., Murray C.J. & Frenk J., Defining and measuring health inequality：an approach based on the distribution of health expectancy［J］. Bulletin of the World Health Organisation, 2000, 78（1）：42.
［48］Gaskins M. & Busse R., Morbidity-based risk adjustment in Germany：Long in coming, but worth the wait［J］. Eurohealth, 2009, 15（3）：29—32.
［49］Gauld R., Improving New Zealand' s health system performance：Challenges for the way forward［J］. Eurohealth, 2009, 15（3）：32—35.
［50］Hennell T., Resource allocation policies to reduce avoidable health inequalities between Primary Care Trusts in England［J］. Eurohealth, 2009, 15（3）：22—24.

[51] Hunt R. & Minsky A., Reducing health inequalities for Lesbian Gay and Bisexual people: Evidence of health care needs [J]. 2004.

[52] International Forum Gastein, Resilient and innovative health systems for Europe [R]. European Health Forum Gastein, 2013.

[53] Judge K., Platt S., Costongs C., et al. Health Inequalities: a Challenge for Europe [R]. UK Presidency of the EU, 2006.

[54] Jurczak K., Costons C., & Reemann H., National policies to tackle health inequalities in Europe [J]. Eurohealth, 2006, 11 (2): 24—26.

[55] Lundberg O., How do welfare policies contribute to the reduction of health inequalities [J]. Eurohealth, 2009, 15 (3): 24—27.

[56] Makara P., Policy actions to tackle health inequalities in Hungary arising from the economic crisis [J]. Eurohealth, 2009, 15 (3): 28—29.

[57] Masseria C., Health inequality: Why is it important and can we actually measure it [J]. Eurohealth, 2009, 15 (3): 4—6.

[58] O' Donnell O., Measuring health inequalities in Europe: Methodological issues in the analysis of survey data [J]. Eurohealth, 2009, 15 (3): 10—14.

[59] Polton D., What is the role of the health care system in reducing health inequalities in France [J]. Eurohealth, 2009, 15 (3): 19—21.

[60] Xavier A., Price C. & Nordheim F., Solidarity in health: The European Commission sets out new actions on health inequalities [J]. Eurohealth, 2009, 15 (3): 1—4.